图解

痛风与高尿酸

保健事典

[日] 细谷龙男◎著　邱丽娟◎译

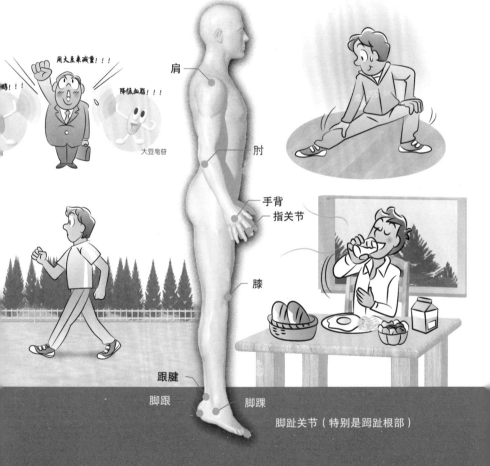

用大豆来减重！！！

降低血脂！！！

大豆皂苷

肩

肘

手背

指关节

膝

跟腱

脚跟　　脚踝

脚趾关节（特别是踇趾根部）

贵州科技出版社
·贵阳·

著作权合同登记号 图字：22-2023-053

SUPER ZUKAI TSUFU · KONYOSANKESSHO supervised by Tatsuo Hosoya
Copyright © 2007 Tatsuo Hosoya
All rights reserved.
Original Japanese edition published by Houken Corp., Tokyo
This Simplified Chinese language edition is published by arrangement with
Houken Corp., Tokyo in care of Tuttle-Mori Agency, Inc., Tokyo
through Beijing Kareka Consultation Center, Beijing.

本书由株式会社法研授权光明书架（北京）图书有限公司出品并由
贵州科技出版社在中国范围内独家出版本书中文简体字版本。

图书在版编目（CIP）数据

图解痛风与高尿酸保健事典 ／（日）细谷龙男著 ；
邱丽娟译. -- 贵阳 ： 贵州科技出版社，2023.10
ISBN 978-7-5532-1254-8

Ⅰ．①图… Ⅱ．①细… ②邱… Ⅲ．①痛风－诊疗－
图解②代谢病－综合征－诊疗－图解 Ⅳ．①R589-64

中国国家版本馆CIP数据核字(2023)第182697号

图解痛风与高尿酸保健事典
TUJIE TONGFENG YU GAONIAOSUAN BAOJIAN SHIDIAN

出版发行：	贵州科技出版社	
地　址：	贵阳市观山湖区会展东路SOHO区A座（邮政编码：550081）	
出 版 人：	王立红	
经　销：	全国各地新华书店	
印　刷：	和谐彩艺印刷科技（北京）有限公司	
版　次：	2023年10月第1版	
印　次：	2023年10月第1次	
字　数：	121千字	
印　张：	5.5	
开　本：	889mm×1194mm 1/32	
书　号：	ISBN 978-7-5532-1254-8	
定　价：	59.00元	

　　过去，痛风是一种很罕见的疾病，长期以来都被认为是"有钱人的富贵病"。但随着人们饮食习惯的改变，生活环境越发舒适便利，人们在日常生活中容易摄取过多热量，以致现在任何人都可能患痛风。痛风发作时的剧痛消除后，许多患者往往误以为病已经好了，其实痛风在很多情况下还会复发。更可怕的是，痛风还可能会引起肾病、糖尿病等严重的并发症，所以治疗痛风的最大目的就是预防并发症的发生。目前医学上已掌握痛风与高尿酸血症的发病原理，而且有了一套完整的治疗方法，所以患者不要因为罹患痛风就感到恐惧。只要接受治疗，就可以控制尿酸值；只要遵照医生指示控制尿酸值，即使痛风发作，也不至于并发其他病症。治疗痛风最重要的就是定期检查、正确服药，这些都要靠患者自我管理才做得到，所以要正确了解相关知识，遵照医生指示，养成健康的生活习惯。本书将从痛风原理等基础知识开始，以图文结合的方式深入浅出地解说痛风诊断、治疗、用药的过程，及自我管理的方式。正为痛风所苦的人请一定要看本书，尿酸值过高的人也请一定要看，由衷希望本书能帮助大家预防痛风、改善痛风症状。

东京慈惠会医科大学教授　细谷龙男

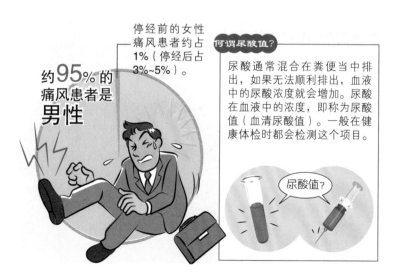

停经前的女性痛风患者约占1%（停经后占3%~5%）。

约95%的痛风患者是男性

何谓尿酸值？

尿酸通常混合在粪便当中排出，如果无法顺利排出，血液中的尿酸浓度就会增加。尿酸在血液中的浓度，即称为尿酸值（血清尿酸值）。一般在健康体检时都会检测这个项目。

尿酸值？

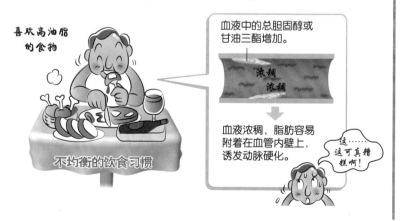

不均衡的饮食习惯持续下去的话……

喜欢高油脂的食物

不均衡的饮食习惯

血液中的总胆固醇或甘油三酯增加。

浓稠 浓稠

血液浓稠，脂肪容易附着在血管内壁上，诱发动脉硬化。

这……这可真糟糕啊！

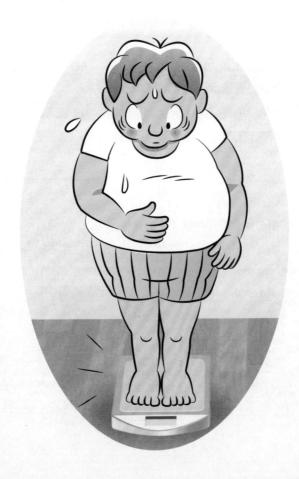

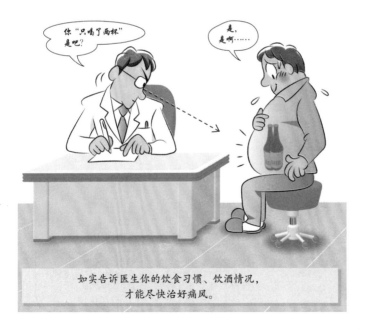

如实告诉医生你的饮食习惯、饮酒情况，
才能尽快治好痛风。

退行性脊柱炎

好发于中年以后，主要是由于脊柱退行性变，使椎间盘受损，长出骨刺，骨刺会压迫神经，造成肩周炎、后头部疼痛、手腕麻痹，如果骨刺长在腰椎，会造成踇趾尖麻痹和不适。

韧带

椎体
椎间盘

骨质增生
反作用力
反作用力

骨质增生并形成明显的骨刺

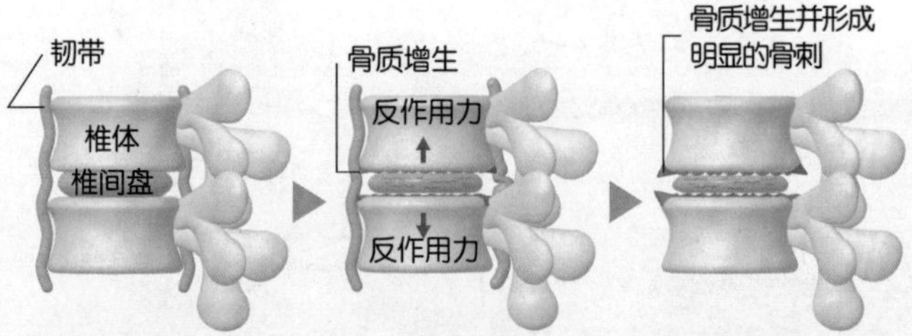

椎体与椎体之间间隔变窄，韧带变松。

椎间盘变薄、变硬，施加于椎体的力量变大，使得椎体产生反作用力，造成骨质增生。

骨质增生加剧，形成骨刺，会压迫神经，造成疼痛。

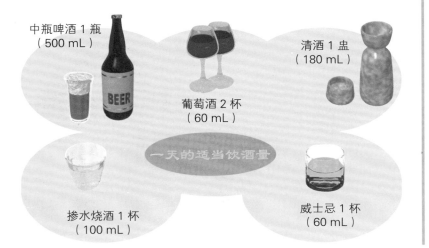

中瓶啤酒 1 瓶
（500 mL）

葡萄酒 2 杯
（60 mL）

清酒 1 盅
（180 mL）

一天的适当饮酒量

掺水烧酒 1 杯
（100 mL）

威士忌 1 杯
（60 mL）

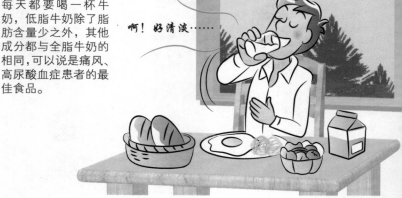

| 牛奶 | 含有丰富的优质蛋白质与容易吸收的钙质 |

每天都要喝一杯牛奶，低脂牛奶除了脂肪含量少之外，其他成分都与全脂牛奶的相同，可以说是痛风、高尿酸血症患者的最佳食品。

啊！好清淡……

8

痛风

到底是什么病

大家都说痛风是发作部位『连被风吹到都会痛』的病，但痛风并不是只有痛而已。让我们一起来看看痛风这个现今任何人都有可能患上的疾病的来龙去脉吧！

连被风吹到都会痛的痛风

从蹞趾根部突然传来的剧痛

某一天，突然从蹞趾根部传来一阵像被铁钳紧紧钳住般的剧痛，或是如被锥子刺到般的强烈刺痛，疼痛部位红肿，连走路都困难……

这就是一般所说的"连被风吹到都会痛"的痛风发作时的现象。熬过最痛阶段（大约持续24小时）之后，症状就开始缓解。之后就算不加以治疗，病情也会缓和下来，只要再过7~10天，就可以恢复到好像什么事都不曾发生过一样。

通常只有一个地方会痛，几乎不会两个部位同时发作。有90%的人刚开始发作的部位是在脚趾关节周围，其中发作部位在蹞趾根部的占70%，其他发作部位有跟腱、脚踝、手指关节等。

发作部位之所以会集中在下肢，是因为身体末梢部位的体温比较低，血液循环不太顺畅。

以前，痛风又被称为"富贵病"，多发生在富贵阶层，为什么现在却变成"任何人都有可能会患上"的疾病呢？

这些部位发生剧痛也许是痛风

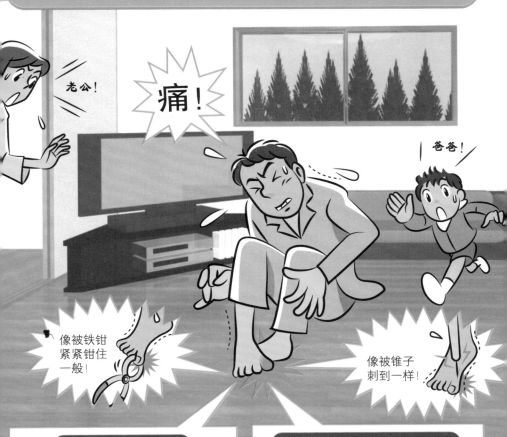

老公!

痛!

爸爸!

像被铁钳紧紧钳住一般!

像被锥子刺到一样!

痛风发作时的 4 个症状

❶ 剧烈疼痛。

❷ 觉得热热的（局部热感）。

❸ 发红。

❹ 局部肿起来（肿胀）。

容易发生痛风的部位

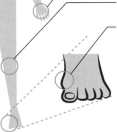

手肘

手腕、手指关节

膝关节

有 90% 的人刚开始发作的部位是在脚趾关节周围，其中发作部位在踇趾根部的占 70%，其他发作部位有跟腱、脚踝、脚跟、脚背、手指关节等。

3

高尿酸血症与痛风

高尿酸血症是体内尿酸过多所产生的一种疾病。这里简单说明一下尿酸和痛风的关系。

在正常情况下，人体会将体内尿酸的生成与排泄控制在一个良好的均衡状态，也就是维持尿酸在一定的范围内。但如果尿酸生成过多，或是排泄受到抑制，就会使体内的尿酸超过一定的量，过多的尿酸无法溶解于体液当中，于是形成结晶，沉积在各个关节处，引发令人感到剧烈疼痛的关节炎，这就是痛风发作。高尿酸血症患者中，大约每 10 人就有 1 人患痛风。

不过大家都应该了解，高尿酸血症患者任何时候都有可能痛风发作，并且高尿酸血症患者也常伴有心脏病、高血压、高脂血症等疾病。因此即使没有症状，也不可掉以轻心。

痛风"预备军"

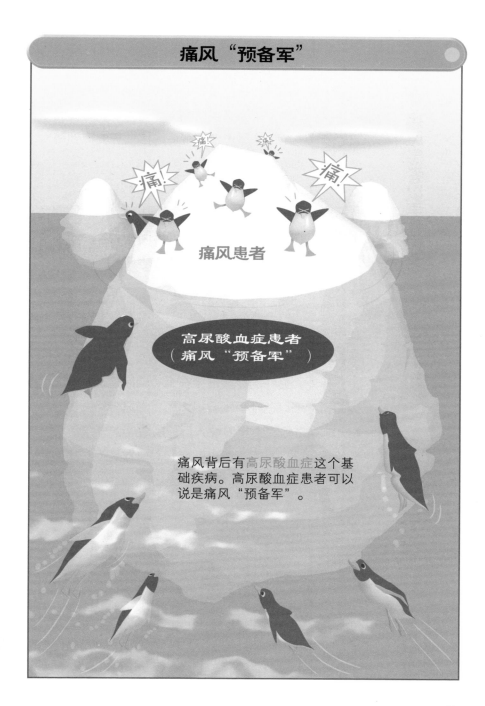

痛 痛 痛!

痛!

痛风患者

高尿酸血症患者
（痛风"预备军"）

痛风背后有高尿酸血症这个基础疾病。高尿酸血症患者可以说是痛风"预备军"。

痛风患者以男性居多

一提到痛风，各位是否会觉得它是属于男性的疾病呢？的确，痛风患者绝大多数是男性，男性痛风患者约占全部痛风患者的 95%。因此只要提到痛风，一般会联想到男性患者。

那么，为什么女性痛风患者会比较少呢？

因为男性的平均尿酸值是 5.5 mg/dL，而女性的平均尿酸值为 4.0 mg/dL。女性的尿酸值偏低，是因为雌激素会促进体内尿酸的排泄，因此平均尿酸值比男性的低 27% 左右。

但要注意的是，有肾脏疾病的女性，或是服用利尿降压药的女性，以及停经后的妇女等，尿酸值都容易升高。

另外，男性的尿酸值会在青春期后急速上升，因此青春期以前几乎不会患痛风，痛风容易发生于 40~50 岁之间的中年男性人群。随着年龄渐增，尿酸值容易受各种因素的影响而升高，发展为高尿酸血症，经年累月之后，就会在某天突然痛风发作。

男性痛风患者占绝大多数

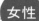

女性

由于雌激素的作用，尿酸不容易在体内累积。

4.0
mg/dL

5.5
mg/dL

男性

尿酸排泄量较少，容易造成尿酸值上升。

平均尿酸值

男性的平均尿酸值比女性高，所以痛风患者以男性居多。

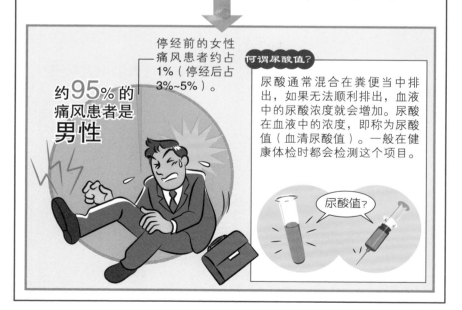

约**95%**的痛风患者是**男性**

停经前的女性痛风患者约占1%（停经后占3%~5%）。

何谓尿酸值?

尿酸通常混合在粪便当中排出，如果无法顺利排出，血液中的尿酸浓度就会增加。尿酸在血液中的浓度，即称为尿酸值（血清尿酸值）。一般在健康体检时都会检测这个项目。

尿酸值?

痛风的元凶——尿酸的生成

尿酸是由嘌呤形成的

简单来说，痛风是"尿酸值升高引起的关节炎"。那么引起痛风的元凶究竟是什么物质呢？首先，就要了解"嘌呤"这种物质。

嘌呤是一种拥有"嘌呤环"（一种化学构造）的物质。

许多食物或饮料中都含有嘌呤，而嘌呤正是形成尿酸的物质。现在市面上已有低嘌呤啤酒出售。

尿酸并不是体内原本就有的，而是由嘌呤这种物质分解时所产生的。因此，尿酸被称为"热量燃烧后的残渣"。

人体内的嘌呤，有的是从食物中摄取的，有的是身体自行制造的。不过从食物当中摄取的嘌呤并没有那么多，大多数嘌呤是身体自行制造的。

接下来，我们就来仔细了解体内的嘌呤吧！

尿酸就是这样形成的

尿酸的原料——嘌呤有从体外
（食物中）摄取的，也有体内生成的。

1 从食物当中摄取的嘌呤（约占全部嘌呤的 20%）会输送到肝脏。

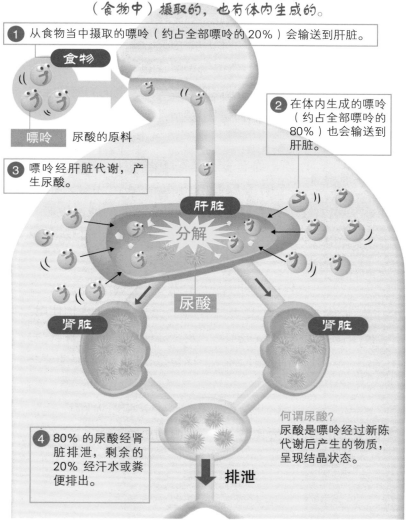

食物

嘌呤 尿酸的原料

2 在体内生成的嘌呤（约占全部嘌呤的 80%）也会输送到肝脏。

3 嘌呤经肝脏代谢，产生尿酸。

肝脏

分解

尿酸

肾脏　　　　　　　　肾脏

何谓尿酸？
尿酸是嘌呤经过新陈代谢后产生的物质，呈现结晶状态。

4 80% 的尿酸经肾脏排泄，剩余的 20% 经汗水或粪便排出。

排泄

我们的身体每天都会通过摄取食物与新陈代谢，
进行尿酸的生成与排泄。

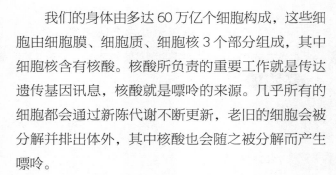

尿酸是嘌呤代谢的产物

我们的身体由多达 60 万亿个细胞构成，这些细胞由细胞膜、细胞质、细胞核 3 个部分组成，其中细胞核含有核酸。核酸所负责的重要工作就是传达遗传基因讯息，核酸就是嘌呤的来源。几乎所有的细胞都会通过新陈代谢不断更新，老旧的细胞会被分解并排出体外，其中核酸也会随之被分解而产生嘌呤。

此外，我们的体内还有嘌呤的另一种生产原料——三磷酸腺苷（adenosine triphosphate，ATP）。ATP 是运动、代谢等活动的能量来源，是一种相当重要的物质，所以又被称为"高能化合物"。

人体活动时，ATP 会先分解，通常之后会再合成为 ATP，但是进行剧烈运动时，ATP 被大量使用，会继续分解变成嘌呤，再变成尿酸。这个过程称为 ATP 的"能量代谢"。这也是剧烈运动后尿酸值会上升的原因。

上述代谢活动都是维持生命不可或缺的。也就是说，只要我们活着，嘌呤的产生与分解就会反复进行。

体内嘌呤的生成过程

体内嘌呤由下列两种方式产生：

1 核酸分解
（新陈代谢）

2 ATP 分解
（能量代谢）

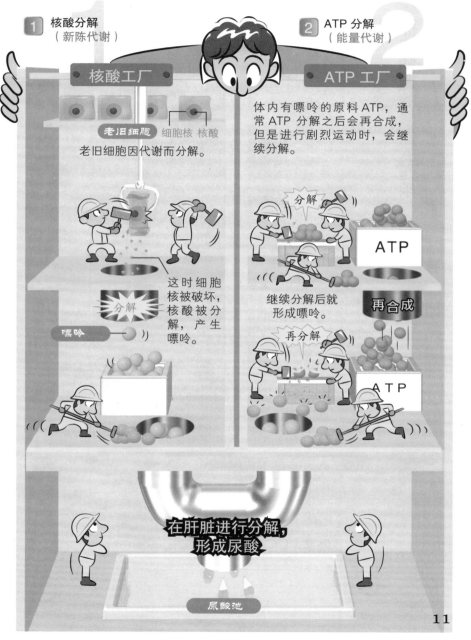

核酸工厂

老旧细胞 细胞核 核酸

老旧细胞因代谢而分解。

这时细胞核被破坏，核酸被分解，产生嘌呤。

分解

嘌呤

ATP 工厂

体内有嘌呤的原料 ATP，通常 ATP 分解之后会再合成，但是进行剧烈运动时，会继续分解。

分解

ATP

继续分解后就形成嘌呤。

再合成

再分解

ATP

在肝脏进行分解，形成尿酸

尿酸池

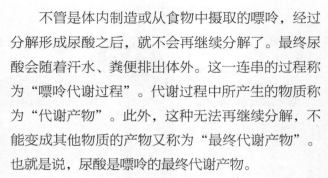

你不知道的尿酸的作用

不管是体内制造或从食物中摄取的嘌呤，经过分解形成尿酸之后，就不会再继续分解了。最终尿酸会随着汗水、粪便排出体外。这一连串的过程称为"嘌呤代谢过程"。代谢过程中所产生的物质称为"代谢产物"。此外，这种无法再继续分解，不能变成其他物质的产物又称为"最终代谢产物"。也就是说，尿酸是嘌呤的最终代谢产物。

其实只有人类、猿猴等灵长目动物，或是鸟类以及部分爬虫类，会将尿酸作为最终代谢产物。除此之外的绝大多数哺乳类、鱼类等，都有可以对尿酸进行再分解与排泄的构造。

具体来说，是因为多数哺乳类动物拥有可以分解尿酸的酶——尿酸氧化酶。

尿酸氧化酶可以将尿酸分解为尿囊素，鱼类甚至可以将尿囊素分解成易溶解于水的尿囊酸，之后再分解为尿素和氨才排泄出去。这是鱼类为了不污染自己的栖息环境所演化出的自然构造。

但是在近年的研究当中发现，以前人类体内也有分解尿酸的酶，不过在进化的过程中基因产生突变，使得尿酸氧化酶消失。此外，医学界推测尿酸可能具有抗老化、抗肿瘤等作用。

人类没有分解尿酸的酶

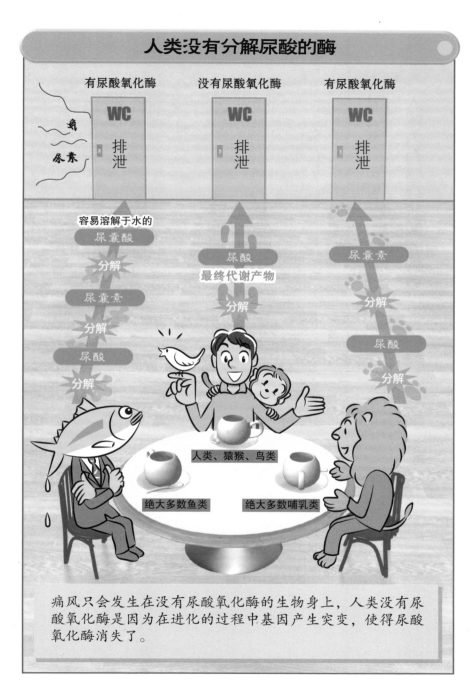

痛风只会发生在没有尿酸氧化酶的生物身上，人类没有尿酸氧化酶是因为在进化的过程中基因产生突变，使得尿酸氧化酶消失了。

尿酸的生成与排泄

人体内有储存尿酸的构造

前面提过，痛风的元凶是尿酸，但人体只要正常活动，就会产生尿酸。如果尿酸正常生成、排泄的话，身体不会出现高尿酸问题。

健康的人体通常会累积 1200 mg 左右的尿酸。人体积存尿酸的部位统称为"尿酸池"。

在这 1200 mg 尿酸当中，每天约有 700 mg 尿酸会通过汗水、粪便排出体外；身体也会制造等量的尿酸，储存在尿酸池里，当中有 100~150 mg 尿酸从摄取的食物分解产生，另外的 550~600 mg 尿酸由体内细胞分解代谢产生。

产生 700 mg 尿酸，排出 700 mg 尿酸，尿酸池就是这样循环往复维持平衡，保持一定的量。

但是这个均衡一旦遭到破坏，也就是制造过多尿酸或无法及时排泄尿酸时，尿酸便会不断累积，使尿酸池满溢。一般来说，身体储存的尿酸达到 2000 mg 以上的话，血液中的尿酸值就会超过正常值，导致高尿酸血症。

尿酸池的构造

人体在每天制造700mg尿酸的同时，也会有700mg尿酸随着汗水、粪便排出体外，体内的尿酸基本维持在1200mg左右。

摄取的食物分解产生的尿酸

100~150mg

体内自然生成的尿酸

550~600mg

每天尿酸生成量

700mg

只有少量的尿酸随汗水排出。

尿酸主要随粪便排出。

尿酸池

1200mg

健康的人体内积存约1200mg的尿酸

转开

转开

转开
转开

合计排出 **700mg** 尿酸

尿酸的代谢通过这三个环节进行循环

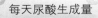

生成 ▶ 尿酸池（体内积存）▶ 排泄

什么是高尿酸血症

尿酸值超过 9 mg/dL 时，离痛风就不远了

尿酸的生成与排泄失衡后可造成高尿酸血症。高尿酸血症的诊断标准就是"尿酸值"，即以 1 dL 血液中含多少尿酸来判断，成人的正常尿酸值约为 7 mg/dL。

当体内的尿酸池"满出来"的时候，尿酸就会溶解在血液里，导致尿酸值升高。由于尿酸不容易溶于水或血液，所以溶于血液的尿酸有一定的限度，理论上，血液中的尿酸饱和浓度上限是 7 mg/dL，一旦超过 7 mg/dL，血液便无法将尿酸完全溶解，于是无法溶解的尿酸会形成尿酸盐，沉积在关节或关节周围。

不管是男性还是女性，尿酸值在 7 mg/dL 以下都是正常值，超过 7 mg/dL 的话，则被诊断为高尿酸血症。当尿酸值在 7~8 mg/dL 之间时，几乎没有特别的症状。如果尿酸值达到 8~9 mg/dL，无论肾脏有无异常，都必须加以检查。如果尿酸值在 9 mg/dL 以上，则任何时候痛风都有可能发作，即使没有发作，也必须进行药物治疗。

高尿酸血症与痛风发作的标准

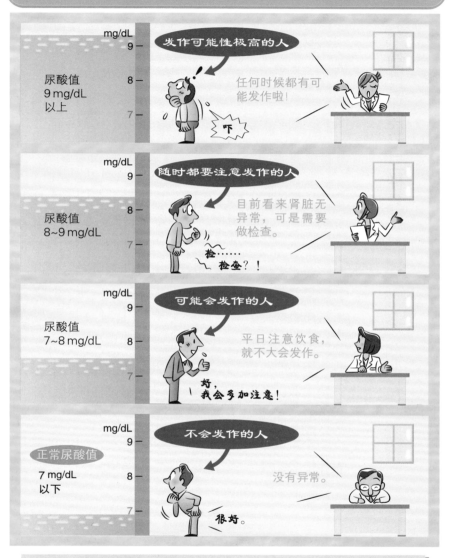

血液中的尿酸饱和浓度上限是 7 mg/dL，超过这个数值后，血液中无法溶解的尿酸会结晶，沉积在关节或关节周围，使痛风发作的风险增大。

高尿酸血症有三种类型

尿酸生成过多或排泄过少，都会使尿酸池溢出。为了将尿酸维持在一定的量（尿酸值在 7 mg/dL 以下），必须维持尿酸的生成与排泄的均衡。

在这里，我们根据尿酸生成、排泄失调的原因，将高尿酸血症分为"尿酸生成过多型""肾脏排泄尿酸不足型"和"混合型"三种。

"尿酸生成过多型"是指尿酸排泄功能正常，但体内尿酸的生成量高于排泄量。主要原因是体内尿酸合成过多，摄取过多高嘌呤食物，使尿酸池满溢。

"肾脏排泄尿酸不足型"是由于肾脏对尿酸的排泄量降低，一旦尿酸增加、排泄不及时便会造成高尿酸血症。

而"混合型"则是同时有尿酸生成过多和尿酸排泄不足的情况。遗传性尿酸排泄能力不足的人，一旦摄取过多高嘌呤食物，就无法处理血液中增加的尿酸。

不管是哪种类型的高尿酸血症，重要的是要理解为什么尿酸会生成过多，或是排泄不足。

高尿酸血症的三大类型

尿酸产生量 = 尿酸排泄量

尿酸的生成量与排泄量取得平衡。

但是均衡遭到破坏后……

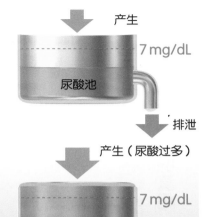

产生

7 mg/dL

尿酸池

排泄

 尿酸生成过多型

体内产生过多的尿酸

排泄正常，但制造过多尿酸，使尿酸池满溢。

产生（尿酸过多）

7 mg/dL

尿酸池

排泄

2 肾脏排泄尿酸不足型

排泄尿酸能力很弱

尿酸产生量正常，但排泄量较少，使尿酸池满溢。

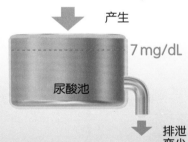

产生

7 mg/dL

尿酸池

排泄变少

3 混合型

体内制造尿酸的量很多，排泄能力很弱

同时具有尿酸生成过多与排泄不足两种情况。

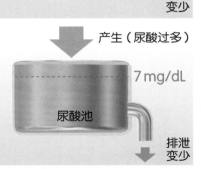

产生（尿酸过多）

7 mg/dL

尿酸池

排泄变少

痛风发作的原理

痛风发作时疼痛的真相

简单来说，痛风发作就是"结晶化的尿酸沉积在关节所引起的发炎症状"。

下面就来解释"连被风吹到都会痛"的痛风现象。

一般来说，尿酸值在正常范围内的话，尿酸会溶在血液当中，不会产生结晶。但是，当体内尿酸过多且无法顺利排出体外时，体内的尿酸量便会增加。血液中的尿酸值长时间超过 7 mg/dL 时，无法溶解的尿酸就会形成尿酸盐，慢慢地堆积在关节或组织处。

用显微镜来观察尿酸盐，可以发现它就像雪的结晶一般雪白发亮，形状则像针叶，如针一样尖锐。尽管尿酸盐"很美"，但是对于身体来说它是一种异物，当体内察觉出有异物时，白细胞就会立刻发动攻击。痛风发作的疼痛现象，就是关节发炎所引起的，也正是白细胞和尿酸盐"奋战"导致的。

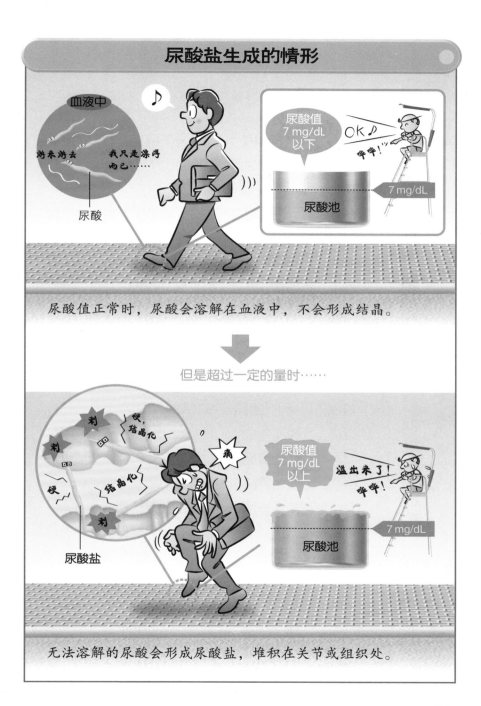

尿酸盐生成的情形

尿酸值正常时，尿酸会溶解在血液中，不会形成结晶。

但是超过一定的量时……

无法溶解的尿酸会形成尿酸盐，堆积在关节或组织处。

白细胞和尿酸盐的「激战」

　　白细胞和尿酸盐对打的结果如何呢？让我们一起来看看吧！

　　剧痛是由体内"免疫反应"所引起的。免疫反应是由于白细胞将结晶化的尿酸盐视为异物进行攻击。

　　这时，白细胞会产生"吞噬"的现象：白细胞为了排除异物，会把异物吃进自己的细胞内，并利用酶来加以溶解。虽然白细胞也想把结晶化的尿酸吃掉并且消化，但是前面提过，人体内并没有可以分解尿酸的酶，所以白细胞没办法完善地处理尿酸，反而使得自身损坏，释放出炎症物质。

　　关节部位的发炎是因为"激战"释放出各种酶或前列腺素所引起的。这些物质会加速微血管扩张，增加血流量，在引发剧痛的同时，还会使关节部位发红、发肿。

　　再者，白细胞因为"激战"会消耗许多能量，会在患处产生乳酸，提高血液的酸度。原本就不容易溶解在酸性液体当中的尿酸会变得更难溶解，更容易形成结晶，这就是为什么痛风发作时，会痛得又长又久的原因。

痛风发作的过程

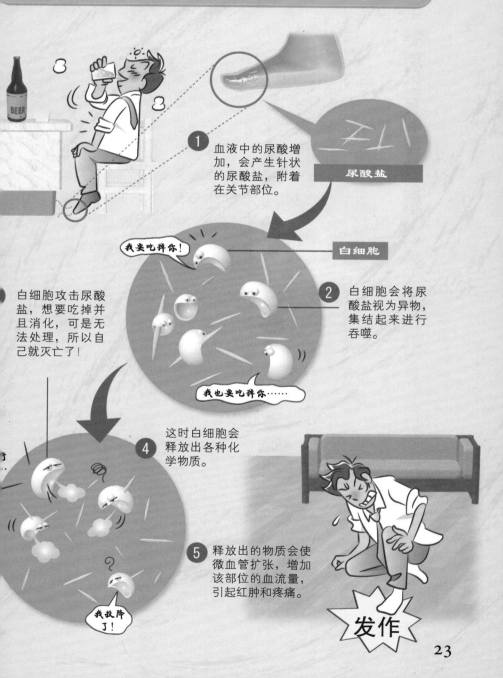

尿酸盐

1 血液中的尿酸增加，会产生针状的尿酸盐，附着在关节部位。

我要吃掉你！

白细胞

2 白细胞会将尿酸盐视为异物，集结起来进行吞噬。

白细胞攻击尿酸盐，想要吃掉并且消化，可是无法处理，所以自己就灭亡了！

我也要吃掉你……

4 这时白细胞会释放出各种化学物质。

5 释放出的物质会使微血管扩张，增加该部位的血流量，引起红肿和疼痛。

我投降了！

发作

23

痛风容易发作的部位

有痛风经历的人告诉我们，痛风"就像被钳子夹住一样痛""就像用刀子在剜伤口一般的疼痛"，疼痛程度超乎我们的想象。

本章最初也有提到，痛风刚开始发作大多是发生在姆趾周围，偶尔也会在手指、肘部、肩部等上肢关节发作，不过几乎都集中在下肢关节。

痛风发作是尿酸变成尿酸盐所引起的，按照人体容易形成尿酸盐的部位来看，首先是蛋白质较少的部位，接下来是酸性较强的部位、活动量较多的部位以及承受负载的部位，最后才是温度较低的部位。

符合这些条件的部位有关节、耳垂、肾脏、尿路等。姆趾根部和肘部、膝部、肩膀等关节处有尿酸盐结晶沉积时就会痛风发作。如果发生在耳垂处，则形成痛风结节。如果发生在肾脏或尿路的话，则会形成结石。

有 70% 的痛风患者最初发作的部位是在姆趾根部，这个比例告诉我们，姆趾根部最容易堆积尿酸结晶。

这些部位容易痛风发作

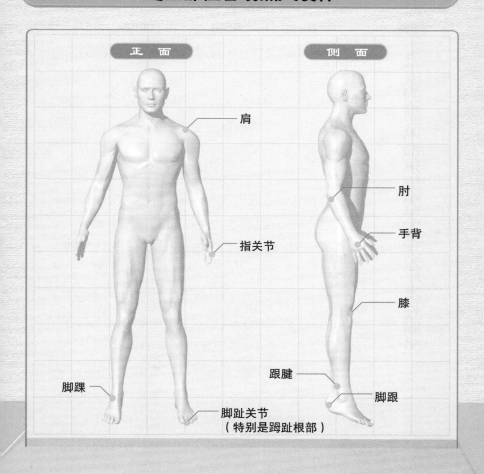

正面

侧面

肩

指关节

肘

手背

膝

跟腱

脚跟

脚踝

脚趾关节
（特别是蹈趾根部）

容易痛风
发作的部位

1. 蛋白质较少的部位。
2. 酸性较强的部位。
3. 活动量较多的部位以及承受负载的部位。
4. 温度较低的部位。

九成的痛风都是原因不明的原发性痛风

高尿酸血症或痛风可分为没有明确特定原因的原发性和有明确原因的继发性两种，现在有90%以上的患者属于前者。

继发性的高尿酸血症或痛风，多是由其他病症或药物不良反应造成尿酸生成过多或尿酸排泄功能降低所引发的。

造成尿酸生成过多的疾病有白血病、骨髓肿瘤、溶血性贫血等。罹患这些疾病，细胞内的核酸被大量分解，造成尿酸生成过多。而造成尿酸排泄功能降低的原因，除了肾功能低下，还有服用降压药、利尿剂等。

继发性痛风的治疗原则是去除病因。如果是药物造成的高尿酸血症或痛风，而该药物属于非必需用药，可以采取中止服药的方式来控制。

没有特定原因的原发性高尿酸血症或痛风，治疗重点则在于改变生活习惯。具体来说，就是要改变引起肥胖或营养过剩的不良饮食习惯，还要适度运动，排除造成尿酸值升高的因素，如压力等。重要的是，不仅要去除这些致病的危险因素，还要终生控制尿酸值。

高尿酸血症或痛风可分为原发性与继发性两种

原发性高尿酸血症或痛风

因不良的生活、饮食习惯或压力过大所引发，没有明显的特定原因。

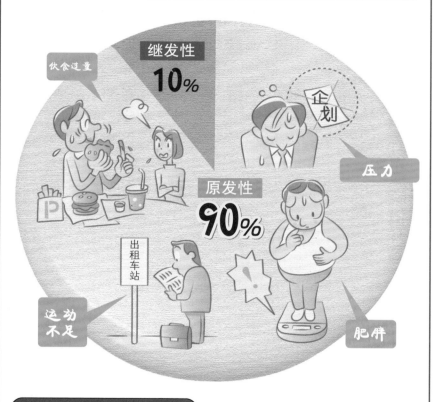

继发性高尿酸血症或痛风

疾病所引起
- 白血病
- 骨髓肿瘤
- 溶血性贫血
- 肾脏病
……

药物不良反应所引起
- 降压药
- 利尿剂
……

容易导致痛风的生活习惯

上班族的典型饮食习惯会导致尿酸值升高

过度饮食是造成尿酸值升高的重要原因。在这个"饱食时代"，只要看看周遭，就可以发现我们的饮食习惯中充满着增加尿酸值的危险因素。会增加尿酸值的代表性食物有牛排、烤肉、拉面等高脂肪、高热量的食物。

饮酒过量也是造成尿酸值升高的原因之一。酒不仅会造成尿酸值上升，还会抑制尿酸的排泄。另外，吃太多、吃太快、不规律的饮食习惯会造成肥胖，肥胖会导致尿酸的排泄能力变差，容易增加体内累积的尿酸。其实，这也是痛风患者常常是肥胖者的原因。

再者，压力也是造成尿酸值升高的原因之一。人在感受到强烈的压力时，会分泌肾上腺素，使血管收缩，减少尿液量，造成尿酸的排泄量减少，使尿酸值升高。

可以尽兴地吃美食是一种幸福，但是有很多人在承受工作压力的同时，白天以高热量的饮食为主，晚上则连日应酬喝酒。这种饮食习惯会导致尿酸值升高，招致痛风。

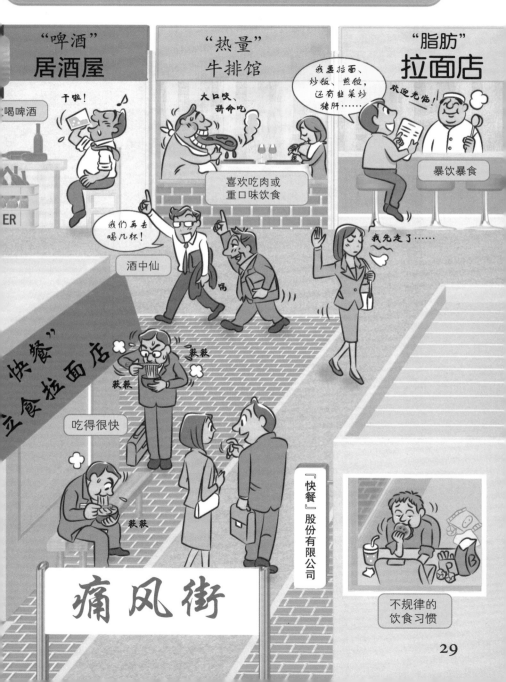

29

现在连年轻人也可能得痛风

前面说过，痛风大多发生在中年男性身上，但近年来痛风发病群体趋于年轻化。

在20世纪70年代以前，患痛风的人很少，年轻痛风患者所占的比例还不到所有痛风患者的20%，当时痛风患者的发病年龄主要集中在40~50岁，但之后年轻患者逐渐增加，尤其是进入20世纪90年代后，30~40岁的人成了发病的主要人群，甚至有人20多岁就有尿酸值偏高的现象。

到底是什么原因导致年轻人也加入了痛风行列？追根究底应该和饮食习惯的变化以及精神压力脱不了关系。

现代年轻人的饮食特点是喜欢即食食品和快餐。和父母一起住的话，情况还算好些，可是住单身宿舍的人，往往早上喝杯咖啡后就匆忙出门，午餐吃牛肉盖饭或汉堡，晚餐买便利商店的便当和啤酒，日复一日。另外，从啤酒是痛风的诱发因素这一点来看，饮酒年龄降低也是一个不可忽视的问题。

除了不良的饮食习惯外，压力也是一个不容忽视的因素。现在连上小学都会有压力，年龄渐长之后，还要承受考试、学校或职场人际关系等压力，加上不均衡的饮食习惯，高尿酸血症的年轻患者就越来越多了。所以，不要觉得自己还年轻便掉以轻心，要想远离痛风，除了改善饮食习惯，还要适时解除压力。

痛风发病年龄逐渐年轻化

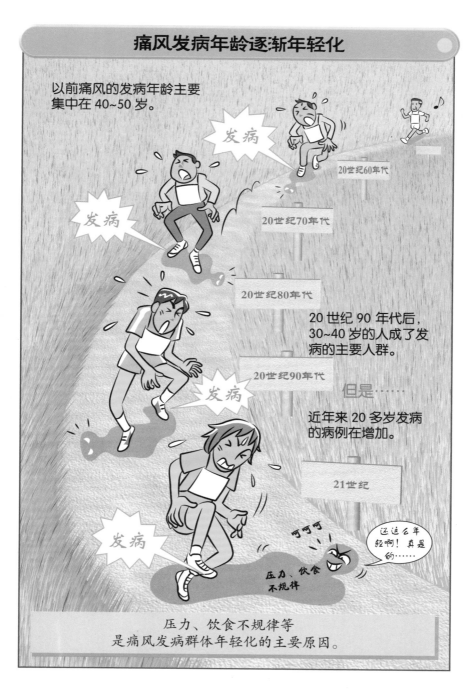

以前痛风的发病年龄主要集中在 40~50 岁。

发病

20世纪60年代

发病

20世纪70年代

20世纪80年代

20 世纪 90 年代后，30~40 岁的人成了发病的主要人群。

20世纪90年代

发病

但是……

近年来 20 多岁发病的病例在增加。

21世纪

发病

呵呵呵

压力、饮食不规律

还这么年轻啊！真是的……

压力、饮食不规律等是痛风发病群体年轻化的主要原因。

31

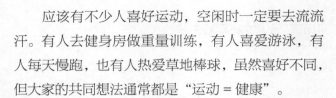

喜欢运动的人士要注意

应该有不少人喜好运动，空闲时一定要去流流汗。有人去健身房做重量训练，有人喜爱游泳，有人每天慢跑，也有人热爱草地棒球，虽然喜好不同，但大家的共同想法通常都是"运动＝健康"。

不过在运动爱好者之中，患有痛风或高尿酸血症的人竟出乎意料的多。你也许会觉得奇怪，这些人喜欢运动，结实的体格和痛风患者常见的肥胖体形完全不一样，看起来英姿焕发，应该完全和痛风扯不上关系。这些人自我管理做得这么好，却还是患上痛风，真是令人大惑不解。其实，问题就出在运动的种类上。

短距离赛跑、踢足球等激烈运动被称为"无氧运动"，这类无氧运动会造成尿酸值上升。剧烈运动的结果就是尿酸值迅速地往上蹿。

健走这类对身体没有负担的运动不会提高尿酸值；散步或骑自行车等轻度运动属于有氧运动，有氧运动可以降低尿酸值。

剧烈运动可能会带来痛风

激烈运动后……

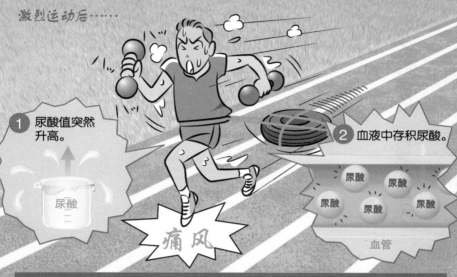

1 尿酸值突然升高。

尿酸

痛风

2 血液中存积尿酸。

尿酸　尿酸
尿酸　尿酸　尿酸

血管

会提高尿酸值的剧烈运动（无氧运动）

无氧运动会增加尿酸的产生量，并且会降低肾脏排泄尿酸的能力，造成尿酸值不断升高。

● 伏地挺身、仰卧起坐等只使用到部分肌肉的运动。

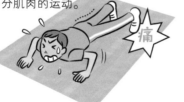

痛

● 气喘吁吁的长距离跑步。

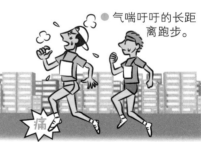

痛

● 踢足球等来回奔跑的运动。

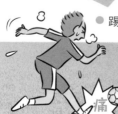

痛

或是其他如短距离赛跑等需要瞬间爆发力的竞赛运动。

重点

剧烈运动后，要补充足够的水分。

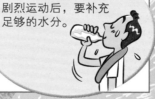

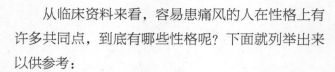

太好强的人容易患痛风

从临床资料来看，容易患痛风的人在性格上有许多共同点，到底有哪些性格呢？下面就列举出来以供参考：

做任何事都很积极；行动派；具有领导能力；自我主张很强烈；对任何事都很热心；对部下咄咄逼人；责任感很强；能力很强。

具有这些性格的人大多是精明干练且热心照顾下属的中层男性管理者。他们每天都活力满满，工作结束之后常常会邀下属去喝一杯，这类人不仅对工作上心，假日时也热衷于参加家族间的活动。当然，并不是说这样的人一定会得痛风，但如果是同时具备好几项上述性格的人，最好能稍微审视一下自己的生活习惯。

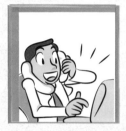

能力很强

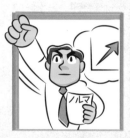

责任感强烈

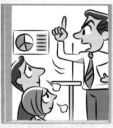

自我主张很强烈

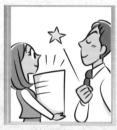

对任何事都很热心

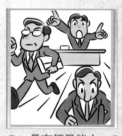

具有领导能力

痛风股份有限公司

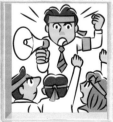

行动派人士

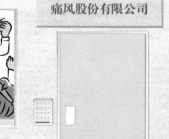

对部下咄咄逼人

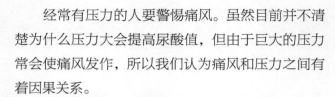

压
力
与
痛
风
的
关
系

经常有压力的人要警惕痛风。虽然目前并不清楚为什么压力大会提高尿酸值，但由于巨大的压力常会使痛风发作，所以我们认为痛风和压力之间有着因果关系。

一般来说，具有 A 型性格的人，发生心肌梗死的概率比其他人高。国际上定义的 A 型性格，指的是具攻击性、挑战性、责任感很强的人。当我们研究痛风患者的性格时，发现有许多患者属于 A 型性格。

请用右页的 A 型性格诊断表来确认一下，若得分在 17 分以上，就属于 A 型性格，同时也是容易罹患痛风的类型。

若能好好地解除压力，就不用太担心。但如果在工作后用喝酒来消除烦恼的话，只会使尿酸值上升。

话虽如此，在现代社会，人完全没有压力是不可能的。第 4 章我们会针对如何在日常生活中避免痛风进行解说，可以协助你减轻压力。

压力会导致痛风

压力过大，会让尿酸值上升！

压力

压力

当肾上腺素的分泌增加时，会造成血管收缩，减少尿液量，从而使尿酸不易排出，造成尿酸值上升。

尿酸

心理

A 型性格诊断表

项目	总是如此	偶尔如此	从未如此
1. 您总是觉得生活忙碌吗？	2	1	0
2. 您每天都觉得被时间追着跑吗？	2	1	0
3. 您很容易热衷于某些事物吗？	2	1	0
4. 热衷于某些事物时，很难转换情绪吗？	2	1	0
5. 有些事情不彻底做好，就觉得不舒服吗？	4	2	0
6. 您在工作上自信吗？	4	2	0
7. 您容易紧张吗？	2	1	0
8. 您容易焦躁、生气吗？	2	1	0
9. 您规规矩矩、一丝不苟吗？	4	2	0
10. 您非常不肯服输吗？	2	1	0
11. 您脾气很冲吗？	2	1	0
12. 您很爱和别人比较吗？	2	1	0
合计			

资料来源：以《A 型性格诊断表》为参考制作而成。

高尿酸血症患者大多过胖

高尿酸血症患者也和痛风患者一样，有共同的特征——那就是肥胖的人很多。

肥胖的人尿酸值偏高，肥胖者大多也偏好肉类或重口味的高热量食品，由此造成动物性脂肪或蛋白质摄取过多，使体内的尿酸原料——嘌呤增加。

另外，目前医学界认为，肥胖者容易出现高胰岛素血症，会降低肾脏排泄尿酸的功能。

肥胖的人容易流汗，这也会造成尿酸值偏高。

大部分尿酸是随着尿液排出体外，而非随着汗水排出。大量流汗会造成体液减少、血液浓度增加，使尿酸更难溶解，更容易形成结晶。因此在大热天里大量运动，或桑拿流许多汗后，尿酸值会迅速上升。

若在运动或桑拿后喝杯啤酒，会使情况更严重，含有高嘌呤的啤酒一旦下肚，会使尿酸增加得更多。另外，腹泻或宿醉等脱水状态也会使尿酸值升高，因此要更加注意。

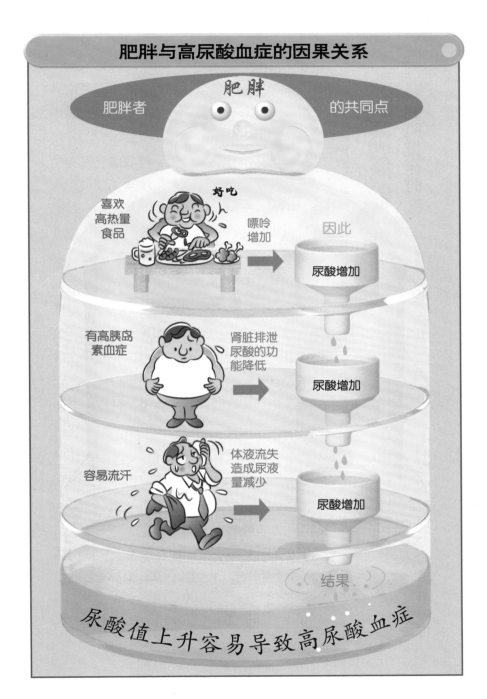

肥胖与高尿酸血症的因果关系

痛风发作时

与痛风的相处之道

痛风刚刚开始发作时，人们容易因剧痛而感到恐慌。这里简单介绍一下痛风的发作过程。

痛风通常发生在晚上，疼痛感会慢慢加剧，持续约 24 小时。发作时患者为了减缓疼痛，通常会搓揉疼痛部位，但这只会加剧疼痛。

痛风发作后患者应安静地躺下，疼痛就会缓解。通常，快的话两三天，慢的话一个星期左右，疼痛感就会消失得无影无踪。而刚开始时，一年大概只发作两三次，所以很多人会忽视痛风的发作。如果置之不理，接下来发作的间隔时间会越来越短，发作次数也越来越多。

此外，通常要在发炎的关节处检测到尿酸盐后，才能确定是痛风。尿酸盐只有在引起关节发炎时才能进行治疗，如果不发作就不能诊断为痛风。所以发作时要尽快去医院做检查。

如果痛得无法行动，可对患部进行冰敷。尽量将患部抬高，比如放在沙发上，让患部的位置高于心脏，这样可以稍微减轻些疼痛。

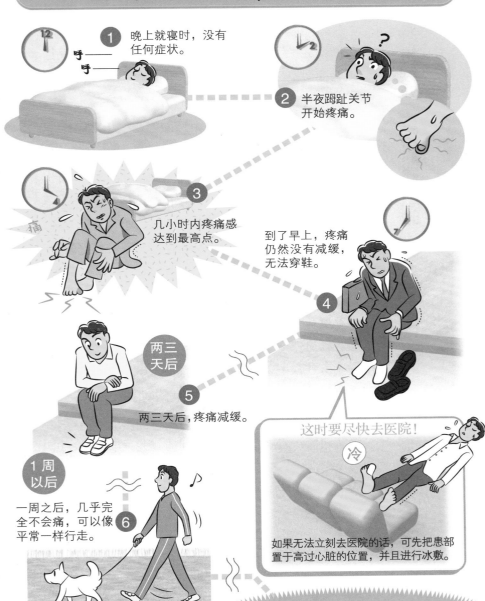

经历这些疼痛过程后，要尽快去医院

1 晚上就寝时，没有任何症状。

2 半夜踇趾关节开始疼痛。

3 几小时内疼痛感达到最高点。

到了早上，疼痛仍然没有减缓，无法穿鞋。

4

两三天后

5 两三天后，疼痛减缓。

1周以后

一周之后，几乎完全不会痛，可以像平常一样行走。

6

这时要尽快去医院！

冷

如果无法立刻去医院的话，可先把患部置于高过心脏的位置，并且进行冰敷。

置之不理的话会变得更严重！

41

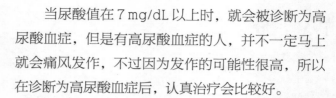

持续处在高尿酸状态时

当尿酸值在7mg/dL以上时，就会被诊断为高尿酸血症，但是有高尿酸血症的人，并不一定马上就会痛风发作，不过因为发作的可能性很高，所以在诊断为高尿酸血症后，认真治疗会比较好。

即使当下没有症状，但尿酸值超过正常值，处于高尿酸状态时，即为"无症状性高尿酸血症"。无症状性高尿酸血症的可怕之处就在于没有明显的自觉症状，所以患者很难发现自己的尿酸值偏高。如果因为没有自觉症状就放任不管，很可能某一天痛风就会突然发作。所以应定期检查，并好好接受治疗。

当最初痛风发作缓解后，虽然就算置之不理不去就医，很长一段时间内也不会发作，但是疾病还潜藏在身体里面，有很大概率会再发作。从最初发作到第二次发作，通常会间隔1~2年。这个间隔一段时间再发作的阶段称为"疾病的间歇期"。

若能在疾病的间歇期接受适当治疗的话，就能缓解病情；如果置之不理，病情就会逐渐恶化，进入"慢性痛风期"。到了这个阶段，身体的一些部位会出现痛风结节（痛风石），还会提高各种致死并发症的发生率。

高尿酸血症进入慢性痛风期的过程

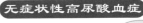

无症状性高尿酸血症

尿酸值超过正常标准，但几乎没有痛风发作的自觉症状。

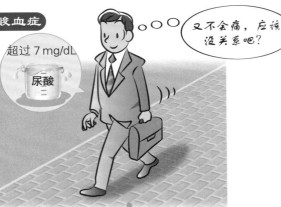

超过 7 mg/dL

尿酸

又不会痛，应该没关系吧？

置之不理的话……

痛

发作

疾病的间歇期

某一天痛风突然发作，若仍然放任不管的话，就会一再发作。

还是放任不管的话……

又来了啊……

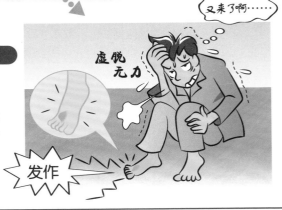

慢性痛风期

如果没在疾病的间歇期接受适当治疗的话，病情会逐渐恶化，进入慢性痛风期，产生痛风结节（痛风石），并且有引发并发症的危险。

虚脱无力

发作

痛风是比较容易治疗的疾病

就算被诊断出患有痛风或是有"痛风预备军"之称的高尿酸血症，也不需要太过担心，痛风和高血压、动脉硬化、糖尿病等相比，是比较容易治疗的疾病，只要改善生活习惯（如不均衡的饮食等），就可以达到一定的预防效果。

只要认真地控制尿酸值，就不会受痛风发作和并发症之苦，可以过正常的生活。因此要好好正视痛风和高尿酸血症，接受正确的治疗。

尽早接受适当的诊断与治疗很重要，就诊时最好能找风湿免疫科的痛风专业医生；如果没有痛风专业医生的话，找内科医生咨询也可以。

掌握痛风和高尿酸血症的正确知识，有助于了解疾病的预防与治疗方法。除此之外，还要多留心平日生活中的细节，改善目前的生活习惯，并且长期坚持下去。

和痛风和平共处的方式

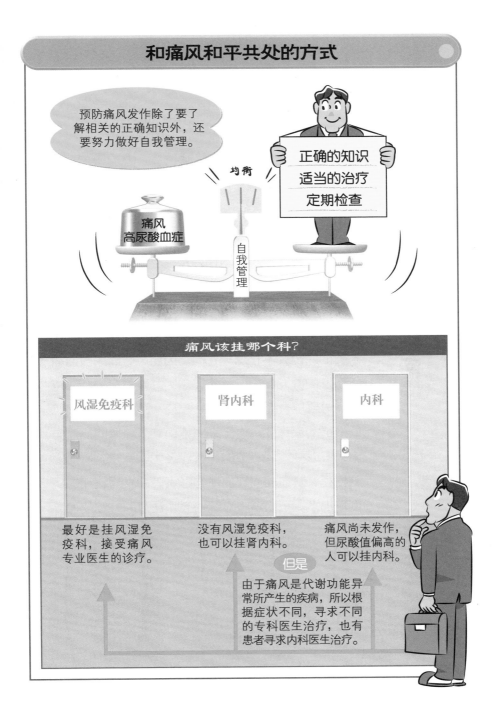

预防痛风发作除了要了解相关的正确知识外，还要努力做好自我管理。

正确的知识
适当的治疗
定期检查

均衡

痛风
高尿酸血症

自我管理

痛风该挂哪个科？

风湿免疫科

肾内科

内科

最好是挂风湿免疫科，接受痛风专业医生的诊疗。

没有风湿免疫科，也可以挂肾内科。

痛风尚未发作，但尿酸值偏高的人可以挂内科。

但是

由于痛风是代谢功能异常所产生的疾病，所以根据症状不同，寻求不同的专科医生治疗，也有患者寻求内科医生治疗。

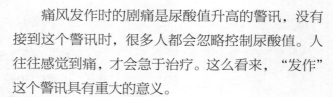

痛风发作是『要注意健康』的警讯

痛风发作时的剧痛是尿酸值升高的警讯，没有接到这个警讯时，很多人都会忽略控制尿酸值。人往往感觉到痛，才会急于治疗。这么看来，"发作"这个警讯具有重大的意义。

问题是痛风发作后该如何处理，如果疼痛消失后就置之不理不去医院治疗的话，不久身体就会到处形成结节或结石，甚至可能会引发缺血性心脏病、脑梗死、脑血栓等致命性并发症。既然身体已经发出"要小心"的警讯，就不可忽视，一定要到医院接受诊治。

据说痛风患者的寿命比一般人短 10 年，但真正致死的原因并不是痛风，而是因痛风、高尿酸血症所引发的并发症。以前痛风常因并发肾衰竭、尿毒症而导致患者死亡，痛风患者的死因有 70% 是痛风所造成的尿毒症。近年来由于确立了痛风的治疗方案，所以并发尿毒症的患者已经大大减少，反而因脑梗死、脑血栓或缺血性心脏病等并发症致死的病例增加了。下一章将对这些必须注意的并发症加以解说。

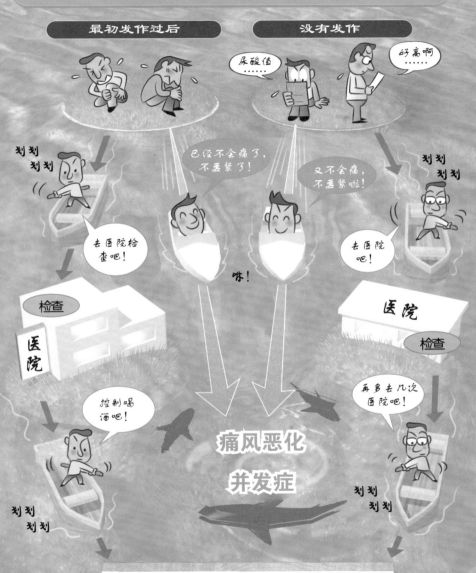

发作后的选择会左右病情

重点是要控制尿酸，接受治疗，
以及注意日常生活习惯。

47

战胜痛风的饮食习惯要点：
适量摄取碳水化合物

特别
提醒

碳水化合物除了日常吃的主食如谷类、薯类、豆类的淀粉当中含有之外，还包括水果中富含的葡萄糖、果糖，牛奶中的乳糖、麦芽糖、蔗糖等。

糖可分为单糖类（葡萄糖、果糖等）和两个单糖类结合的双糖类（乳糖、麦芽糖、蔗糖等），还有由许多单糖类组合成的多糖类（淀粉、糖原）。

单糖类和双糖类的结构比多糖类的简单，比较容易被身体吸收，可以立刻转化成能量，另外，也容易转化成脂肪储存起来。而多糖类由于分解、吸收比较缓慢，所以不太容易转变成脂肪。摄取糖类时，尽量选择多糖类。

虽说摄取过多碳水化合物会导致肥胖，但也必须摄取足够的量。人的大脑、神经系统、肌肉、红细胞等都是以碳水化合物分解后的葡萄糖作为唯一的能量来源，如果完全不摄取碳水化合物，就容易使大脑能量不足，引起功能障碍，而且对疾病的抵抗力也会变弱，让人容易感到疲劳。

一天至少要摄取 100g 的碳水化合物。

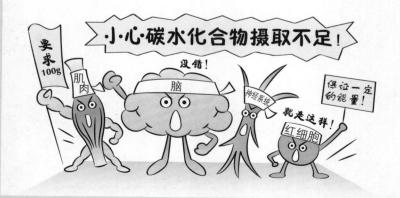

第 2 章

The second chapter

痛风的并发症

绝对不能因为痛风缓解了就安心了。痛风真正可怕的地方在于痛风或高尿酸血症所引起的各种并发症。

痛风容易引起的并发症

会缩短痛风患者寿命的并发症

　　对高尿酸血症患者来说，如果没有出现明显的症状，往往会懒得去治疗。但是如果对高尿酸血症置之不理，很容易会产生并发症。所谓的并发症，指的就是一个疾病牵连到另一个新的疾病，痛风和糖尿病都是容易引发各种并发症的疾病。首先，我们来整理一下痛风有哪些主要的并发症。

①　和尿酸密切相关的并发症

——尿路结石／肾功能障碍

　　一直处在尿酸值偏高的状态下，肾脏与尿路容易产生结晶，进而诱发相关的并发症。

②　生活习惯病

——高脂血症／糖尿病／肥胖

　　最容易造成痛风的原因是营养过剩、饮酒、运动不足，所以并发生活习惯病的可能性也会提高。

③　和动脉硬化相关的并发症

——高血压／缺血性心脏病／脑血栓

　　营养过剩的状态会使动脉硬化，而出现心血管方面的并发症。

　　接下来详细介绍这些主要的并发症。

50

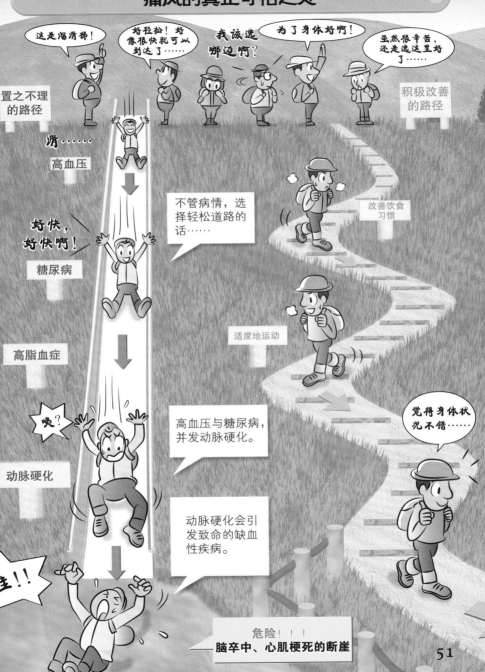

和尿酸盐直接相关的疾病

让人痛得七荤八素的尿路结石

肾脏所产生的尿液，会经由肾盂、肾盏、输尿管进入膀胱，再从尿道排泄。这条尿液的通路称为尿路，尿路所产生的结石称为尿路结石。10%~30% 的痛风患者有尿路结石问题，罹患率是一般人的数百倍。有些人甚至还没有出现痛风，就有尿路结石的情况。

痛风患者身上的结石主要是由尿酸形成的，当肾脏里的尿酸太多时，就会结晶凝固。痛风患者之所以常有尿路结石，除了因为尿酸过多之外，尿液的酸碱值也偏向酸性，这就容易使尿酸沉积在肾脏或尿路中，形成结石。

根据结石的发生部位，可以分为肾盏结石、肾盂结石、输尿管结石、膀胱结石、尿道结石等。当结石停留在肾脏时，几乎不会有自觉症状。但是当结石随着尿液从肾脏排出时，会堵塞尿路，让人痛到几乎喘不过气。

疼痛通常会在腹部左右侧的其中一侧发作。有时会在后背、腰部等部位发作，当结石移动时，痛的地方也会跟着改变。因为结石会损伤输尿管内部，所以会导致血尿、尿频和排尿痛。用 X 线不易照出尿酸结石，但用超声波检查可以轻易发现。

容易产生结石的部位

结石大多在肾脏生成，大的结石会留在肾脏（肾结石），小的结石会经由输尿管排出。

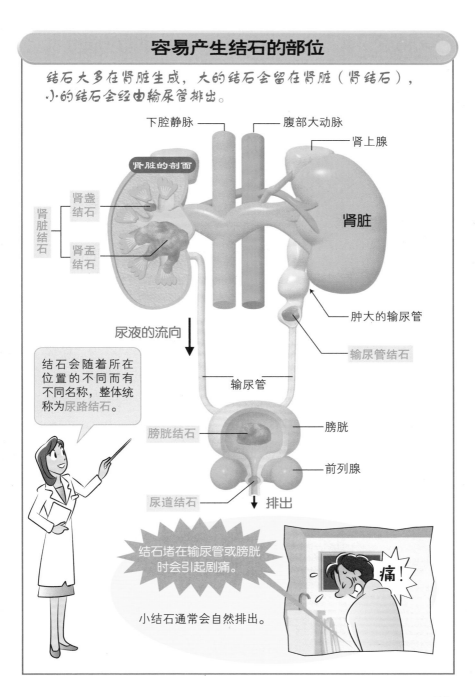

下腔静脉

腹部大动脉

肾上腺

肾脏的剖面

肾盏结石

肾盂结石

肾脏结石

肾脏

肿大的输尿管

输尿管结石

尿液的流向

结石会随着所在位置的不同而有不同名称，整体统称为尿路结石。

输尿管

膀胱结石

膀胱

前列腺

尿道结石

排出

结石堵在输尿管或膀胱时会引起剧痛。

痛！

小结石通常会自然排出。

难以早期发现的肾功能障碍

体内的尿酸会集中在肾脏排出去，尿酸值升高主要是因为肾脏排泄尿酸的功能降低。同时，痛风或高尿酸血症又会造成肾功能降低，而引起肾功能障碍。在前述并发症当中，与尿酸关系特别密切的就是肾功能障碍。

肾脏的主要功能是将血液中的老旧废弃物与不需要的物质收集起来，在排出的同时，将必要的成分再吸收，以调节体内的水分及其他有用的物质。若忽视痛风或高尿酸血症的治疗，将会增加肾脏的负担。无法排出的过多尿酸会结晶形成结石，沉积在肾脏组织里，造成肾功能降低。

这种因痛风造成的肾功能障碍就称为"痛风肾"。以前，因痛风肾所导致的肾衰竭和尿毒症，排在痛风并发症致死原因的第一位。痛风患者中约有30%会并发痛风肾，即使痛风没有发作，若尿酸值持续居高不下，也有可能引起肾脏损害。

由于尿酸盐沉积在肾脏深处的肾髓质处，通常在一般的肾功能检查中不容易发现痛风肾。若肾功能没有低于1/3的话，通常患者不会有自觉症状，很容易太晚发现。要想及早发现，就要仔细地进行尿液和血液检查。

在肾功能降低的初期阶段，只要控制尿酸值就可以改善。这需要在医生的指导下持续进行治疗。

肾脏的构造与痛风肾

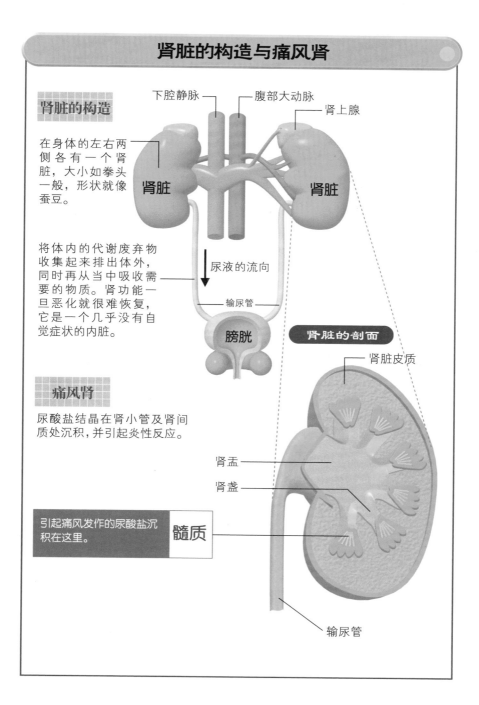

肾脏的构造

在身体的左右两侧各有一个肾脏，大小如拳头一般，形状就像蚕豆。

将体内的代谢废弃物收集起来排出体外，同时再从当中吸收需要的物质。肾功能一旦恶化就很难恢复，它是一个几乎没有自觉症状的内脏。

下腔静脉

腹部大动脉

肾上腺

肾脏

肾脏

尿液的流向

输尿管

膀胱

痛风肾

尿酸盐结晶在肾小管及肾间质处沉积，并引起炎性反应。

引起痛风发作的尿酸盐沉积在这里。

髓质

肾脏的剖面

肾脏皮质

肾盂

肾盏

输尿管

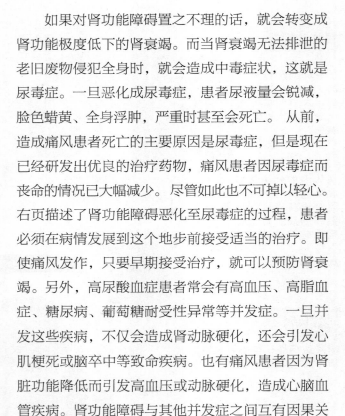

从肾衰竭到尿毒症

如果对肾功能障碍置之不理的话，就会转变成肾功能极度低下的肾衰竭。而当肾衰竭无法排泄的老旧废物侵犯全身时，就会造成中毒症状，这就是尿毒症。一旦恶化成尿毒症，患者尿液量会锐减、脸色蜡黄、全身浮肿，严重时甚至会死亡。从前，造成痛风患者死亡的主要原因是尿毒症，但是现在已经研发出优良的治疗药物，痛风患者因尿毒症而丧命的情况已大幅减少。尽管如此也不可掉以轻心。右页描述了肾功能障碍恶化至尿毒症的过程，患者必须在病情发展到这个地步前接受适当的治疗。即使痛风发作，只要早期接受治疗，就可以预防肾衰竭。另外，高尿酸血症患者常会有高血压、高脂血症、糖尿病、葡萄糖耐受性异常等并发症。一旦并发这些疾病，不仅会造成肾动脉硬化，还会引发心肌梗死或脑卒中等致命疾病。也有痛风患者因为肾脏功能降低而引发高血压或动脉硬化，造成心脑血管疾病。肾功能障碍与其他并发症之间互有因果关系，要多加注意。

肾功能障碍恶化至尿毒症的过程

第1期 肾脏储备功能低落期

虽然没有自觉症状，但肾脏的储备功能（即使生病也还能发挥作用）已经逐渐丧失。肾功能（过滤功能）只剩正常时的50%~70%。

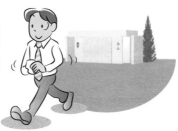

第2期 肾功能低落期

过滤功能降至正常时的30%~50%，因此有夜间多尿及轻度贫血的症状。

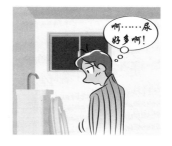

啊……尿好多啊！

第3期 肾衰竭期

过滤功能更低，降至正常时的10%~30%，有下肢浮肿、倦怠、皮肤痒、口臭、恶心等症状。

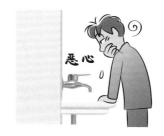

恶心

第4期 尿毒症期

肾功能降至正常时的5%~10%，老旧废弃物无法排出体外，使有害物质堆积在体内，造成中毒症状。几乎不会排尿，出现思考能力降低、头痛、失眠等症状。由于生命将无法维持，所以必须进行人工血液透析或肾脏移植。

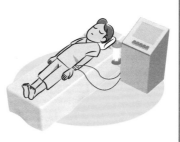

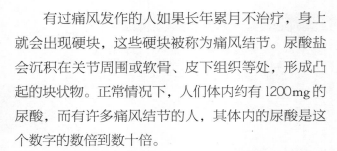

痛风结节形成的块状突起

有过痛风发作的人如果长年累月不治疗，身上就会出现硬块，这些硬块被称为痛风结节。尿酸盐会沉积在关节周围或软骨、皮下组织等处，形成凸起的块状物。正常情况下，人们体内约有1200mg的尿酸，而有许多痛风结节的人，其体内的尿酸是这个数字的数倍到数十倍。

结节容易长在血流量较少、体温较低的部位，主要是耳郭、手肘、手背、指关节、膝盖、脚跟、脚背、踇趾根部等部位。结节最初大约只有红豆大小，但不久后好几个小结节聚集在一起，会大到像核桃一般，甚至会大到像苹果一样。痛风结节变大后，皮肤会变薄，可以看见里面有白色的物质，破皮之后有时会看到像豆腐渣样的物质，这就是尿酸盐。

结节处的特征是非常坚硬，不像关节炎那样会痛，也不会发炎。但是如果长在指关节处，会造成患部骨骼被尿酸盐侵蚀，持续破坏骨骼与关节，造成关节变形或是脱臼，引发活动障碍。

通过手术取出痛风结节并不容易，但只要将尿酸控制在正常范围内，尿酸盐就可以缓慢溶解并变少。

容易形成痛风结节的部位

结节容易长在血流量较少，体温较低的部位。结节大小如红豆到核桃一般，有些人的结节甚至会大到像苹果一样。

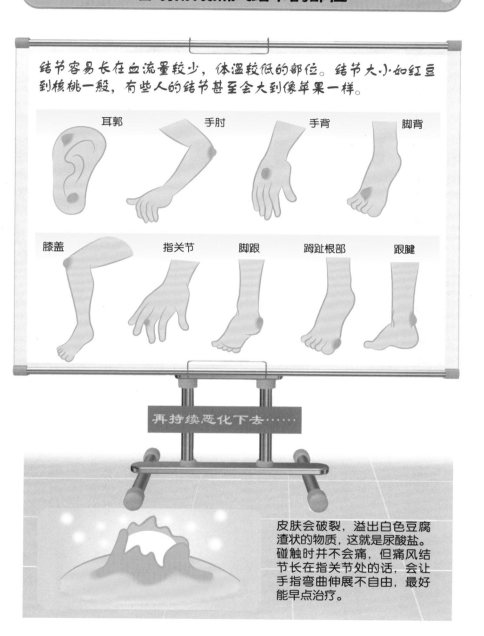

耳郭　　　手肘　　　手背　　　脚背

膝盖　　　指关节　　脚跟　　蹈趾根部　　跟腱

再持续恶化下去……

皮肤会破裂，溢出白色豆腐渣状的物质，这就是尿酸盐。碰触时并不会痛，但痛风结节长在指关节处的话，会让手指弯曲伸展不自由，最好能早点治疗。

不良生活习惯造成的疾病

容易导致动脉硬化的高脂血症

　　高脂血症是高脂肪、高热量的饮食，以及运动不足等不良生活习惯所引起的疾病。导致高脂血症和痛风的条件几乎一致，所以高脂血症很容易并发痛风。

　　生命的维持需要能量，但是吃得太多或是运动不足，过剩的能量就会转化成脂肪堆积在体内。高脂血症指的就是这些脂肪在血液中过多的状态，即通过血液检查，血液中总胆固醇在 220 mg/dL 以上或是甘油三酯在 150 mg/dL 以上的状态。特别是并发痛风的高脂血症患者，即使总胆固醇不是太高，甘油三酯通常明显偏高。

　　甘油三酯偏高的主要原因是热量摄取过多，所以只要节制饮酒或少吃甜食，就可以降低血液中的甘油三酯。

　　另外，很多痛风患者身体中可预防动脉硬化的"好胆固醇"（高密度脂蛋白胆固醇）不足，也会加速动脉硬化，容易引起心肌梗死、心绞痛、脑梗死等疾病，必须多加注意。

高脂血症很危险

不均衡的饮食习惯持续下去的话……

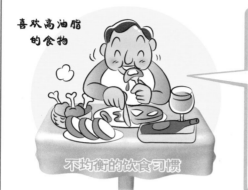

喜欢高油脂的食物

不均衡的饮食习惯

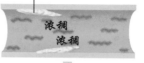

血液中的总胆固醇或甘油三酯增加。

浓稠 浓稠

血液浓稠，脂肪容易附着在血管内壁上，诱发动脉硬化。

这……这可真糟糕啊！

为了维持正常的胆固醇值或甘油三酯值……

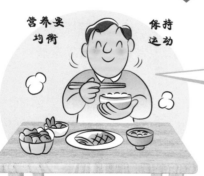

营养要均衡

保持运动

均衡的饮食习惯

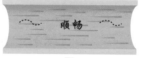

血液流动顺畅

顺畅

注意营养均衡，改善不定时、不定量等不规律的饮食习惯。

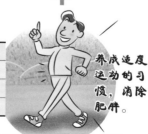

养成适度运动的习惯，消除肥胖。

■ 高脂血症的诊断标准 ■

总胆固醇	220 mg／dL以上
低密度脂蛋白胆固醇	140 mg／dL以上
甘油三酯	150 mg／dL以上
高密度脂蛋白胆固醇	40 mg／dL以下

和痛风同属代谢异常疾病的糖尿病

糖尿病也是一个容易和痛风并发，而且一旦发病就一辈子摆脱不了的疾病。

糖尿病是因为胰岛素分泌不足，或无法发挥作用，造成体内糖分无法代谢，使血糖值异常飙高的疾病。如果置之不理，会导致神经、视网膜、肾脏等部位发生病变。糖尿病是"并发症百货公司"，会引起各种各样的并发症。

痛风和糖尿病都是代谢异常引发的疾病。尿酸和血糖之间有很密切的关系，所以糖尿病患者很容易并发痛风，而痛风也很容易并发糖尿病。

糖尿病有胰岛素依赖型糖尿病（1型糖尿病）和非胰岛素依赖型糖尿病（2型糖尿病）两种。胰岛素依赖型糖尿病患者几乎无法自行制造胰岛素，而非胰岛素依赖型糖尿病患者则是因胰岛素抵抗导致胰岛B细胞功能衰竭。

糖尿病和遗传有关，但后天因素如过度饮食或运动不足导致肥胖等，也会大大影响病情。一旦肥胖，多余的热量会变成脂肪堆积在内脏，影响胰岛素发挥作用。另外，运动不足也会使胰岛功能变差，造成血糖代谢异常。并发糖尿病的痛风患者大多肥胖，所以控制体重有利于预防痛风并发糖尿病。

糖尿病的发病机制

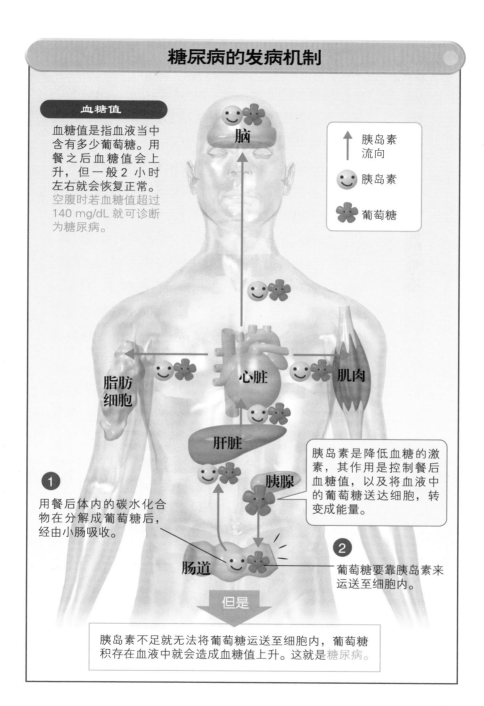

血糖值

血糖值是指血液当中含有多少葡萄糖。用餐之后血糖值会上升，但一般 2 小时左右就会恢复正常。空腹时若血糖值超过 140 mg/dL 就可诊断为糖尿病。

脑

↑ 胰岛素流向

😊 胰岛素

✿ 葡萄糖

脂肪细胞

心脏

肌肉

肝脏

胰岛素是降低血糖的激素，其作用是控制餐后血糖值，以及将血液中的葡萄糖送达细胞，转变成能量。

胰腺

1
用餐后体内的碳水化合物在分解成葡萄糖后，经由小肠吸收。

肠道

2
葡萄糖要靠胰岛素来运送至细胞内。

但是

胰岛素不足就无法将葡萄糖运送至细胞内，葡萄糖积存在血液中就会造成血糖值上升。这就是糖尿病。

消除肥胖是一切的根本

前面一再提到，痛风和高尿酸血症以及这些疾病的部分并发症，共同原因是肥胖。也就是说，消除肥胖就可以有效地预防并发症。

和健康人相比，痛风或高尿酸血症患者很容易摄取过多的热量。肥胖者往往以肉类饮食为主，大多偏好高热量的食物，饮食行为模式也大多有"快食""量多"的共同现象。量多会造成热量摄取过量，快食则会使得负责传输饱腹感的中枢神经来不及反应，以致吃了大量的食物却仍没有饱腹感。另外，短时间内大量热量进入体内，会使细胞消耗热量的过程变得很激烈，机体更容易生成尿酸，使尿酸值上升。

肥胖和各种生活习惯病密切相关，也会提高患并发症的风险。因此，解决肥胖问题可以在一定程度上改善痛风或高尿酸血症，以及相关的并发症。

判断肥胖度一般使用身体质量指数（body mass index，BMI），目前统计上算出最不容易生病人群的BMI值是22，所以符合这个标准就是理想体重。

检测肥胖度

用下列算式算出你的理想体重以及肥胖程度吧!

反映理想体重与肥胖程度的 BMI 值

BMI 值＝现在的体重（kg）÷ 身高^2（m^2）
标准体重（kg）＝身高^2（m^2）× 22

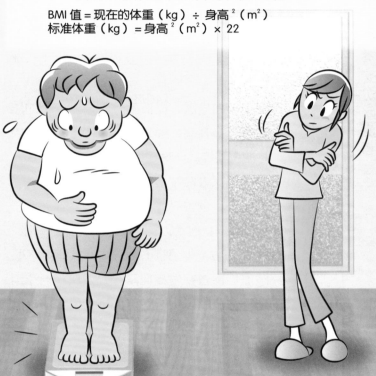

BMI	肥胖度
BMI < 18.5	过轻
18.5 ≤ BMI < 25	正常
25 ≤ BMI < 30	轻度肥胖
30 ≤ BMI < 35	中度肥胖
35 ≤ BMI < 40	重度肥胖
BMI ≥ 40	病态肥胖

资料来源：日本肥胖学会

高血压会诱发动脉硬化

和动脉硬化有关的疾病

高血压也是痛风患者容易并发的一种疾病，除了有遗传性因素之外，肥胖、摄取过多盐分、饮酒、压力、运动不足都是发病原因。从世界卫生组织制定的高血压标准来看，收缩压在140 mmHg以上或舒张压在90 mmHg以上，就属于高血压。

罹患高血压时，血液施加于血管壁上的压力（血压）会升高，导致血管壁受损，而胆固醇或甘油三酯等就会附着其上，造成动脉硬化。肥胖的痛风患者除了会加速动脉硬化，容易引发高血压外，也容易造成肾脏功能降低。由于高血压没有自觉症状，经常被忽视，如此一来，很容易引发缺血性心脏病、脑卒中等疾病。痛风、高尿酸血症患者并发高血压时，要注意治疗用药的选择。治疗高血压时若使用利尿降压剂或β阻断剂等降压药时，会导致尿酸值升高，造成痛风或痛风发作。现在痛风或高尿酸血症患者一般使用不良反应较轻的ACE阻断剂或钙离子阻断剂作为降压药。治疗高血压时必须告诉医生是否有痛风或高尿酸血症，请医生开具适合自己的药物。

高血压与动脉硬化

高血压会诱发动脉硬化。

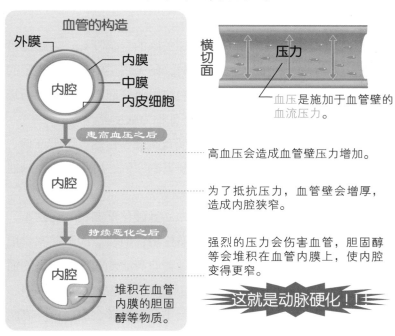

血管的构造

外膜

内膜
中膜
内皮细胞

内腔

患高血压之后

内腔

持续恶化之后

内腔

堆积在血管内膜的胆固醇等物质。

横切面

压力

血压是施加于血管壁的血流压力。

高血压会造成血管壁压力增加。

为了抵抗压力，血管壁会增厚，造成内腔狭窄。

强烈的压力会伤害血管，胆固醇等会堆积在血管内膜上，使内腔变得更窄。

这就是动脉硬化！！

■ 高血压的诊断标准 ■

分类	收缩压 /mmHg		舒张压 /mmHg
最佳血压	< 120	和	< 80
正常血压	< 130	和	< 85
正常偏高血压	130 ~ 139	或	85 ~ 89
轻度高血压	140 ~ 159	或	90 ~ 99
中度高血压	160 ~ 179	或	100 ~ 109
重度高血压	≥ 180	或	≥ 110
收缩期高血压	≥ 140	和	< 90

心脏收缩时，动脉血管壁的压力称为收缩压（最高血压）。
心脏扩张时，动脉内存留的压力称为舒张压（最低血压）。
检查时会测这两个数值，若其中一项数值偏高，即可诊断为高血压。

67

脑血栓与脑栓塞

脑血栓是脑血管发生障碍的疾病，脑梗死、脑出血等都属于这类疾病。

当中和痛风有密切关联的是脑梗死。当脑血管动脉硬化的情况恶化时，便无法供给脑血管充足的血液，会产生血栓（血块）堵住血管，使血管前端的组织坏死，这种状态即称为脑梗死。

脑梗死的临床表现有头痛、目眩、手脚麻痹、意识不清等。探究脑梗死的原因，可将其分为脑血栓和脑栓塞。

脑血栓主要是因为动脉硬化使血管变得狭窄，血液循环不畅，造成血栓堵住血管。而脑栓塞是指心脏内产生的血栓，顺着血液流动堵住脑血管的情况。两者都会造成语言障碍或半边身体麻痹的症状。

脑梗死的基础病因主要是肥胖、高血压、高脂血症、糖尿病等疾病造成的动脉硬化，加上高尿酸血症常合并发生高甘油三酯血症，造成血液黏稠度增加，最终导致血液凝固。另外，有心肌梗死的人容易产生血栓，所以脑血管也容易有血栓，要多加注意。由于医学的进步，就算脑梗死发作，许多患者也可以活命，但可能会有身体麻痹、语言障碍、四肢运动障碍等严重的后遗症。因此要正确地面对痛风，持续进行治疗。

脑血栓与脑栓塞

和痛风有密切关系的脑血管障碍就是脑梗死。脑梗死有两种成因：

血栓(血块)

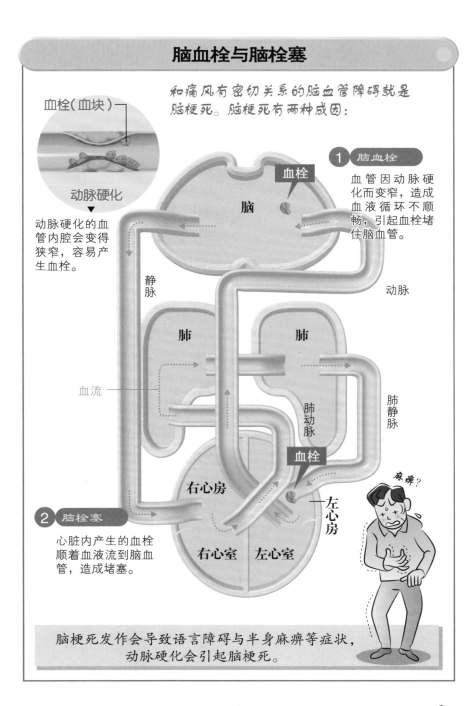

动脉硬化

▼

动脉硬化的血管内腔会变得狭窄，容易产生血栓。

1 脑血栓

血管因动脉硬化而变窄，造成血液循环不顺畅，引起血栓堵住脑血管。

血栓

脑

静脉

动脉

肺

肺

血流

肺动脉

肺静脉

血栓

右心房

左心房

2 脑栓塞

心脏内产生的血栓顺着血液流到脑血管，造成堵塞。

右心室

左心室

麻痹？

脑梗死发作会导致语言障碍与半身麻痹等症状，动脉硬化会引起脑梗死。

缺血性心脏病真的很可怕

以前，痛风患者的死因大多是尿毒症，但随着医疗技术的发展，情况已大为改善，但现在我们要注意的是脑血管障碍中的缺血性心脏病。

缺血性心脏病和脑血管障碍一样，都是动脉硬化所造成的疾病。这是由于运送血液（氧气与养分）到心肌的冠状动脉发生硬化，造成血液流量不足的"缺血"状态。这种状态所造成的疾病即为缺血性心脏病，如心绞痛、心肌梗死等。

心绞痛是冠状动脉血管痉挛或动脉硬化造成氧气不足，而使前胸剧痛的疾病，都是暂时性发作，可使用硝化甘油来减缓病症。用药后病情得不到有效控制时，就必须进行冠状动脉气球扩张术。

更让人担忧的是动脉硬化症状持续恶化将造成血液完全停止供给的情况。如此，会导致心肌坏死，引发心肌梗死。心肌梗死发作时的疼痛程度比心绞痛更剧烈。发作后心肌就像豆腐一样脆弱，如果不静养心肌就会坏死。这时要尽快请专科医生治疗。糖尿病、高血压等都是罹患缺血性心脏病的危险因素，因此痛风患者需要了解个人的健康状态，努力减少危险因素，即使只是减少一两个危险因素，也能大幅降低疾病致死的可能性。

缺血性心脏病

冠状动脉血管痉挛或动脉硬化所引起的
缺血性心脏病可分为两种：

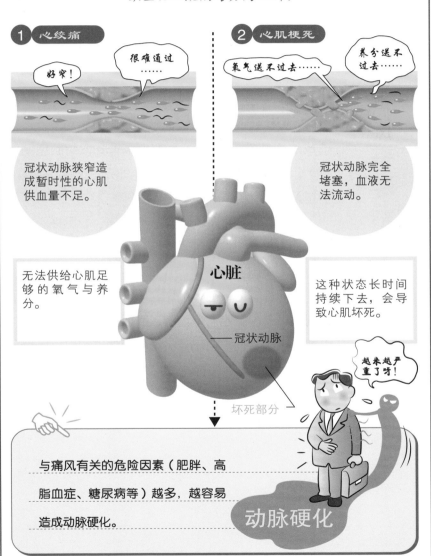

1 心绞痛

好窄！

很难通过……

冠状动脉狭窄造成暂时性的心肌供血量不足。

无法供给心肌足够的氧气与养分。

2 心肌梗死

氧气送不过去……

养分送不过去

冠状动脉完全堵塞，血液无法流动。

这种状态长时间持续下去，会导致心肌坏死。

心脏

——冠状动脉

坏死部分

越来越严重了呀！

动脉硬化

与痛风有关的危险因素（肥胖、高脂血症、糖尿病等）越多，越容易造成动脉硬化。

71

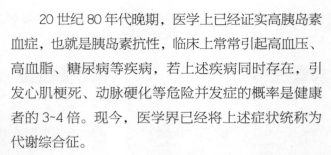

代谢综合征与痛风

20 世纪 80 年代晚期，医学上已经证实高胰岛素血症，也就是胰岛素抗性，临床上常常引起高血压、高血脂、糖尿病等疾病，若上述疾病同时存在，引发心肌梗死、动脉硬化等危险并发症的概率是健康者的 3~4 倍。现今，医学界已经将上述症状统称为代谢综合征。

具体来说，代谢综合征指的是内脏脂肪堆积所造成的肥胖症（内脏脂肪型肥胖或皮下脂肪型肥胖），其根源是不健康的生活习惯所造成的，应该引起人们的重视。

患有代谢综合征的人死于心绞痛、心肌梗死的比例是未患代谢综合征者的两倍以上。此外，医学界也有人提出应该把高尿酸血症也归入代谢综合征中。我们都知道，很多患有痛风或高尿酸血症的人都同时患有内脏脂肪型肥胖，所以此类人士千万别以为代谢综合征与自己无关，要记住这和自己所患的疾病可是息息相关的。

会导致痛风的代谢综合征

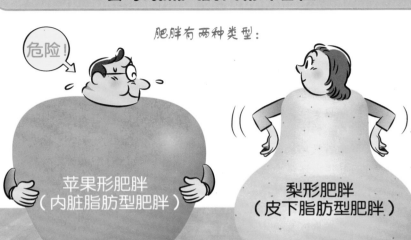

肥胖有两种类型:

危险!

苹果形肥胖
（内脏脂肪型肥胖）

梨形肥胖
（皮下脂肪型肥胖）

代谢综合征诊断标准

诊断 1 肚脐部分的腰围，男性 90 cm 以上，女性 85 cm 以上。

诊断 2 甘油三酯 150 mg/dL 以上或高密度脂蛋白胆固醇小于 40 mg/dL。

诊断 3 收缩压在 130 mmHg 以上或舒张压在 85 mmHg 以上。

诊断 4 空腹时血糖值在 110 mg/dL 以上。

符合诊断 **1** 加上诊断 **2** ～ **4** 的任何两项及以上，就提示可能患有引发痛风的代谢综合征。

战胜痛风的饮食习惯要点：
控油调理法

和糖、蛋白质相比，脂肪只要一点点的量，就可以产生很高的热量，是一种非常有效率的能量源。虽然脂肪摄取过多会变成体脂肪储存在体内，导致肥胖，但脂肪摄取不足的话会使脑细胞、性激素以及胆汁的生成能力降低，阻碍人体吸收维生素A、维生素D、维生素E等脂溶性维生素，造成人体机能失调。脂肪是一种人体必需的养分。摄取脂肪时，要注意的不是"不要吃"，而是"不要吃太多"。所以尽量选择摄取橄榄油等植物油，或鱼油等优良油脂。把炒、炸改成蒸、烤、烫、卤等不用加入油脂的料理方式。炒菜时，尽量选择平底锅或不粘锅，减少油脂的使用量。要油炸东西时也尽量使用植物油，不裹面粉直接入锅炸。烤肉时不额外添加油，并使用油网烤肉，让多余的油滴下去。卤肉时多费点心，花点时间

先用水煮烫肉类，仔细把煮出来的油脂去除，就可以减少油脂的摄取。另外可使用魔芋、西蓝花等低热量食品来增加料理的分量，这些食品富含食物纤维，可以有效预防生活习惯病。

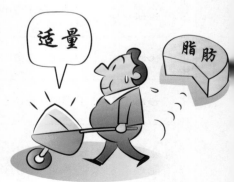

适量

脂肪

第3章

The third chapter

痛风的 诊断与治疗

想要预防痛风突然发作以及痛风并发症，就要早期发现并且正确治疗。本章将对痛风的诊断和治疗做一系列的介绍。

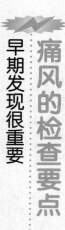

痛风的检查要点

早期发现很重要

　　早期发现有利于治疗痛风。当某一天痛风突然发作时，如果不了解自己的身体出了什么状况，也许会感到很恐慌，如果在此之前掌握了一些痛风基础知识，就能冷静处理。

　　痛风和其他疾病不同，特征是发作前没有任何征兆，因此有下列情况的人，要特别留意痛风的发作。

　　一是大量饮酒（尤其是啤酒），或是摄取过多含嘌呤的食物。

　　二是突然进行剧烈运动。

　　三是工作繁忙，压力大。

　　四是蒸桑拿大量流汗之后畅饮啤酒。

　　吃太多、饮酒、压力、剧烈运动都是痛风发作的导火线，要多注意这些方面。因为尿酸值高的人通常活动量也大，所以也有人会产生误解："尿酸值高表明精力十足啊！"这些想法容易让人掉以轻心。

这些行为是痛风发作的导火线

畅饮

喝酒会导致尿酸值升高，特别是经常大量喝啤酒，是相当不理智的行为。

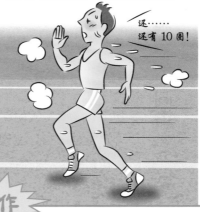

剧烈运动

剧烈运动会导致尿酸值升高，认为只有运动量大才能达到运动效果的人，最好改变一下自己的想法。

还……还有10圈！

压力

压力会造成尿酸值上升，而且有压力时容易暴饮暴食。

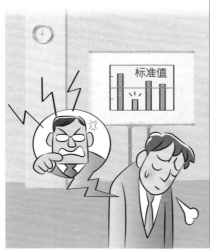

桑拿和啤酒

蒸桑拿会大量出汗，造成尿量减少，使得尿液中的尿素浓度升高，而大量流汗之后再喝啤酒，就会出现加乘效果，形成大量尿酸。

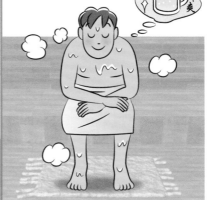

痛风发作时通常会伴随着剧痛，但是只要忍耐2~3天，疼痛就会减轻，过了一个星期之后几乎就感觉不到疼痛了。有很多人因此认为病好了，不用去医院治疗。但是痛风并不是这么容易痊愈的疾病，请记住，它的下一次发作正在伺机而动。

痛风发作时，应该立刻接受医生诊断并进行治疗。

最初接受治疗时，通常是从医生的问诊开始。问诊是医生从患者身上了解相关情况并进行正确判断，施予对症治疗的重要步骤。医生询问的基本事项主要包括右页表格汇总的内容，如果患者回答得不清楚或不正确的话，会影响之后的治疗。

问诊时，医生通常会问患者有无关节炎的症状，发作的时间、场所、症状等。由于痛风与饮食密切相关，喜欢暴饮暴食的人往往在医生问诊时对自己的饮食分量有所遮掩，这样会对以后的治疗产生不良影响，为了自己的健康，还是诚实回答较妥。此外，医生还会询问患者的日常生活习惯。比如，当医生问到酒类摄取量时，若只回答"就喝两杯而已"的话，只会徒增医生的困扰。

还要注意的是，右页表格中列出了"有无服用治疗痛风以外的药物"一项。因为有些药物会引起痛风发作，所以要把药名记下来，再去找医生诊治。

医生问诊时会询问的问题

1	最近有无痛风发作？如果有，是何时发作？
2	最近一次发作与前一次发作间隔多久？
3	疼痛的部位？
4	疼痛的程度与持续的时间？
5	有无血尿及腰痛？
6	有无服用治疗痛风以外的药物？
7	有无家族病史？
8	饮食习惯、饮酒、生活习惯等如何？
9	体重的变化？

你"只喝了两杯"是吧？

是，是啊……

如实告诉医生你的饮食习惯、饮酒情况，
才能尽快治好痛风。

经过问诊怀疑是痛风时，就要进行痛风检查。我们来看看通常会检查的项目。

❶肾功能检查

血液检查和尿液检查可以诊断肾功能有没有降低。血液检查时，会检查血中尿素氮和血清肌酐等的数值。若肾功能降低，血液中的这些物质将会增加。另外，尿液检查时会检查尿蛋白，通常尿液中只有极少量的蛋白质，若尿蛋白增加，表示肾功能有可能出现了问题。通过这些检查，可以了解肾功能的情况。只有当肾功能低于正常功能的 1/3 时，患者才会有自觉症状，所以当这些检查结果出现异常时，就表示肾功能已经有相当程度的衰竭了。

痛风患者的尿液 pH（氢离子浓度指数）大多是在 5.0~5.5 之间。尿液 pH 越低，酸性越强，尿酸越不容易溶解，慢慢地就会形成结晶。另外，如果血尿的潜血反应呈阳性，表示肾脏与尿路可能有结石。此外，还有尿沉渣检查，这是一种将尿液经离心机处理后，用显微镜观察尿中固体物质的检查。若是红细胞过多，有可能是肾脏病或尿路结石。尿沉渣检查也可以查出尿中的尿酸盐。尿液的 pH 可以自测，所以可以自己检查看看。

肾功能检查

肾功能检查有两项：

① 尿液检查

自己就可以做的尿液 pH 检查：

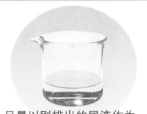

尽量以刚排出的尿液作为试验尿液，少量即可。

镊子

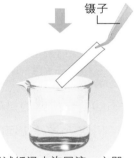

用试纸浸少许尿液，立即取出。

标准色调表（例）

※ 下面的颜色仅作为参考，试纸根据生产厂家的不同，颜色会有差异。

pH5.2	pH5.5	pH5.8	pH6.2

pH6.5	pH6.8	pH7.2	pH7.6

痛风、高尿酸血症患者尿液 pH 大多在 5.0~5.5 之间。

目标		
pH7.0 以上	碱性尿液
pH6.0 左右	正常尿液
pH5.0 以下	强酸尿液

② 血液检查

■尿素氮

是分解蛋白质之后产生的老旧废物，正常情况下会随尿液排出。但在肾脏功能降低时，肾脏无法过滤尿素氮，从而导致血液中的尿素氮增加。

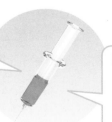

■血清肌酐

是肌肉内的老旧废物，当肾脏功能降低时，血液中的血清肌酐就会增加。

❷ 24 小时尿液检查

要正确诊断痛风，就要进行 24 小时尿液检查。这项检查要求收集一整天的尿液来检测当中的尿酸排出量。肾脏会根据摄取水分的多寡来调节尿液量，因此每一次排出的尿中，尿酸浓度都会随着水分的多寡而变化，完整采集一整天的尿液，就可以有效避免单次采集尿酸浓度不均的现象，可以更精准地进行诊断。若要测量一整天的尿酸排出量，可将全天的尿液充分混合后取 10 mL 进行检查，然后再计算。

❸ 关节 X 线检查

给痛风患处做 X 线检查，检查关节部位的骨头有无损坏、是否变形。当转成慢性痛风后，受损的骨头就像被老鼠啃咬过一般；如果再进一步恶化，整个骨头都会被侵蚀。

❹ 超声波检查

通过超声波将体内脏器、组织状态的变化反射波具象化，有助于医生诊断。检查痛风时，可利用超声波检查肾脏里有无堆积尿酸盐，也可以检查有无肾结石、尿路结石。

❺ 并发症与高尿酸血症的检查

痛风容易引起高血压、高脂血症、糖尿病等并发症。可以用右页列出的两种检查来判断是否有并发症。

痛风患者需要进行胸部 X 线和心电图检查，如果怀疑有脑血管障碍时，需要进行计算机断层扫描、磁共振成像等检查。

高尿酸血症可分为因长期摄取高热量食品、大量饮酒、遗传等原因导致的原发性高尿酸血症，和因慢性肾病、恶性

关节Ｘ线检查与超声波检查

关节Ｘ线检查

一旦转成慢性痛风，会造成骨骼损坏，借助Ｘ线检查可以确认骨骼的状态。

超声波检查

Ｘ线检查无法确认肾髓质处有无尿酸盐结晶，这就需要超声波的帮忙。超声波也可以检查有无肾结石、尿路结石。

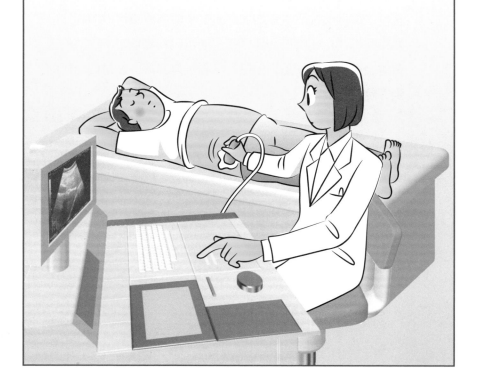

肿瘤、溶血性贫血或服用利尿剂、抗肿瘤药等引发的继发性高尿酸血症。当怀疑患者是继发性高尿酸血症时，要做更进一步的检查来确定病因。

另外，高尿酸血症可以依发病原因分为肾脏排泄尿酸不足型及尿酸合成过多型。医生一般会通过尿液中尿酸排泄量和尿酸清除率与肌酐清除率来确认属于哪种类型。"清除率"指的是排泄能力，可以反映出通过尿液排泄的尿酸和肌酐有多少。尿酸清除率是以尿液量来计算尿液和血液中的尿酸值。肾脏排泄尿酸不足型患者的尿酸清除率会降低，而尿酸排泄量却是正常或减少；尿酸合成过多型患者的尿酸清除率正常，而尿酸排泄量却增加。肌酐清除率检查可以明确到底是尿酸排泄功能降低，还是肾功能也跟着降低了。这些检查有时会要求患者住院，但是，不要觉得麻烦，还是要尽可能到医院接受检查。

判断高尿酸血症类型的检查

属于尿酸合成过多型还是肾脏排泄尿酸不足型?

尿液中尿酸排泄量检查

检查一天当中排泄多少尿酸。收集一整天的尿液来测量当中的尿酸值。

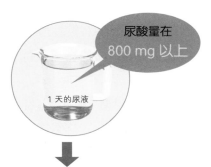

尿酸量在 800 mg 以上

1 天的尿液

尿酸清除率和肌酐清除率

检查尿液中排泄了多少尿酸和肌酐，健康的人尿酸清除率为 8~11 毫升每分钟。

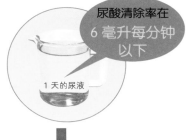

尿酸清除率在 6 毫升每分钟以下

1 天的尿液

尿酸合成过多型 **诊断**

肾脏排泄尿酸不足型 **诊断**

各种并发症的检查

肝功能检查	检查血清总蛋白、人血清白蛋白、谷草转氨酶、谷丙转氨酶、血清 γ－谷氨酰转肽酶等。
脂肪代谢障碍检查	检查总胆固醇或高密度脂蛋白胆固醇(好胆固醇)、低密度脂蛋白胆固醇(坏胆固醇)、甘油三酯等。
血糖值检查	检查空腹时血液中所含葡萄糖(血糖)的值。
心电图检查	检查心脏功能及有无疾病。
眼底检查	直接观察眼底血管状态，了解动脉硬化的情况(可作为检查动脉硬化的一项指标)。

痛风的诊断

痛风的诊断标准

　　诊断是否罹患痛风时，通常情况下会参照痛风的诊断标准，这个标准的目的是"避免漏看痛风迹象"，以及"避免误诊为痛风以外的疾病"。

　　诊断方式分为右页下方表格的 A、B、C 三项，只要其中一项确认，就可诊断为痛风。A 项采用的是关节液的检查，即在发作肿起的关节处插入针管采集关节液，检查当中有无"将尿酸盐视为异物而加以吞噬"的白细胞。B 项所使用的检查方式是在痛风结节处刺入针管，采集皮下结节的内容物，检查其组织以及成分，确定有无尿酸盐。A 项检查和 B 项检查都是在确认是否有尿酸盐的存在，但这两项检查有一个问题：以 A 项检查来说，因为膝盖的关节大，在膝盖的关节处抽取关节液比较容易，但从小关节处采集关节液就很麻烦，关节本身就剧痛，再在患处扎针，对患者来说是相当痛苦的；B 项检查也一样，并不是所有的痛风患者都有痛风结节，对于痛风刚发作的人来说，几乎看不到痛风结节。那么该怎么办才好呢?

痛风的诊断标准

关节液检查

采集关节液

白细胞

在发作肿起的关节处插入针头，采集关节液，检查当中有无"将尿酸盐视为异物而加以吞噬"的白细胞。

问题点

小关节处采集关节液很麻烦。

痛风结节检查

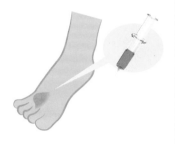

在痛风结节处刺入针头采集结节内容物，进行组织学检查，确定有无尿酸盐。

问题点

并不是所有的痛风患者都有痛风结节。

痛风的诊断标准

A	关节液当中有尿酸盐
B	用化学方式或偏光显微镜检查结节内容物确定有尿酸盐。
C	（1）过去发作 2 次以上的关节炎。　（8）有疑似痛风结节的小瘤。 （2）24 小时内疼痛到极限的关节炎。　（9）高尿酸血症。 （3）只有一处关节炎。　（10）非对称性的关节肿胀。 （4）关节红肿。　（11）发作后疼痛可完全消退。 （5）跗趾根部疼痛或肿胀。 （6）单边的跗趾根部发作。　　11 个项目中满足 6 项的 （7）单边的脚踝发作。　　话，即可诊断为痛风。

87

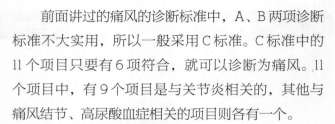

关节炎和高尿酸血症是诊断要点

　　前面讲过的痛风的诊断标准中，A、B两项诊断标准不大实用，所以一般采用C标准。C标准中的11个项目只要有6项符合，就可以诊断为痛风。11个项目中，有9个项目是与关节炎相关的，其他与痛风结节、高尿酸血症相关的项目则各有一个。

　　在关节炎的相关项目里，有许多是关于痛风发作时的特征。特别是C标准中"关节红肿"这一项是区别痛风和风湿的关键。"红肿"指的是发炎部位肿起并且变红，风湿患者虽然患部会肿起，但并不会发红，而痛风发作时患部的特征则是既红又肿。

　　另外，痛风通常会发生在跚趾根部或脚踝等下肢的单一部位，严重时，患部会红肿发热。而且，痛风的特征是疼痛会在24小时内达到最高点。虽然每位患者的情况不同，但剧痛在1~3天内，最长一周左右，就会消失得无影无踪。

　　痛风发作产生剧痛时，最糟糕的处理方式就是一味地忍耐。先用这些标准检测一下，怀疑是痛风时千万不要犹豫，立刻去医院请医生诊断。

痛风发作的特征

在痛风的诊断标准中，发作的特征通常有下列四种表现：

1 关节红肿

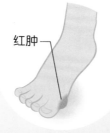

红肿

发炎部位
红肿

风湿等疾病虽然会引发患部肿大，但患部并不会发红。"又红又肿"可以说是痛风的特征。

2 单一部位关节炎

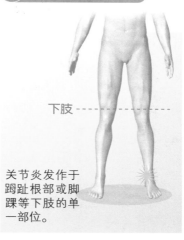

下肢

关节炎发作于蹈趾根部或脚踝等下肢的单一部位。

3 在 24 小时内疼痛达到最高点

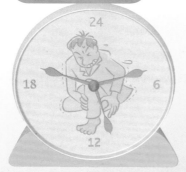

痛风发作时疼痛会在 24 小时内达到极限。

4 痛风发作停止

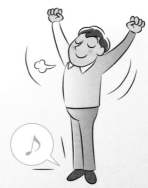

剧痛会在 1~3 天内，最长一周左右消失。

容易被误诊为痛风的疾病

前面提到，设置痛风的诊断标准的目的是"避免漏看痛风迹象"，以及"避免误诊为痛风以外的疾病"。也就是说，有很多状况容易被误以为是痛风，接下来我们就来看看这些容易误诊为痛风的病症。

❶类风湿性关节炎（又称慢性关节风湿症）

类风湿性关节炎是一种最容易和痛风混淆的疾病。痛风是因为尿酸高引发，但造成风湿的原因则不明。两者都是关节疼痛的疾病，而且都有皮下结节，但是从症状来看，可以找出许多不同的地方。

第一，在发作的特征上，痛风好发于男性，而风湿则多发于女性；第二，痛风只发生在下肢的单一部位，而风湿则是多个关节同时发作，或是疼痛时间稍微错开；第三，痛风没有左右对称的疼痛，但风湿的疼痛常常左右对称。

痛风与风湿的疼痛情况也不同，痛风是某一天突然产生剧痛，一周左右疼痛就会消失，而风湿则是疼痛范围越来越广，完全不会消失，且风湿还有一个特征，即最初是手指关节、膝盖开始疼痛，之后渐渐扩及全身。

痛风和类风湿性关节炎的区别

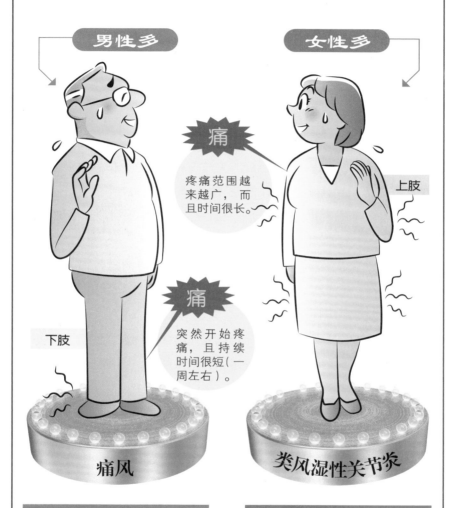

男性多

女性多

痛

疼痛范围越来越广，而且时间很长。

上肢

痛

突然开始疼痛，且持续时间很短（一周左右）。

下肢

痛风

类风湿性关节炎

单关节炎

痛风一般发作于下肢，而且是单一的关节。

多关节炎

初期症状多见于上肢，而且发作关节也多，在两个及以上。

91

❷ 退化性关节炎

随着年龄增长，在关节当中作为"缓冲垫"的软骨受到压迫而磨损，再加上体重的负担，会使骨头相互摩擦，造成关节变形。这种情形称为退化性关节炎。

退化性关节炎主要发生在膝关节、股关节、手指关节，先是慢慢出现肿胀，然后疼痛。退化性关节炎发生在膝关节时，常被误诊为痛风。但是退化性关节炎引起的关节疼痛程度并不像痛风那么剧烈，患者只要好好休息，疼痛和肿胀就会缓和下来，而痛风造成的关节疼痛即使好好休息也无法消除，这正是痛风和退化性关节炎最大的差异。

另外，痛风发作一周左右，疼痛就会自然消失，但退化性关节炎不会自然痊愈。

退化性关节炎只要做 X 线检查，就可清楚看到关节变形，从而得到正确诊断。

❸ 退行性脊柱炎

退行性脊柱炎是由于脊髓老化磨损椎间盘，使骨质失去缓冲功能所造成的。特征是只要稍微用力，患者马上就会感觉到腰部疼痛。

另外还会出现肩周炎、后头部疼痛、手腕麻痹、握力减弱等症状。若发生在腰椎，则会造成踇趾尖不适、麻痹，和痛风的症状不同。

退化性关节炎

退化性关节炎引起的关节疼痛程度不像痛风那么剧烈。最大的不同是痛风造成的关节疼痛即使患者好好静养，疼痛也无法消除；而退化性关节炎患者只要好好静养，疼痛和肿胀就会缓和下来。

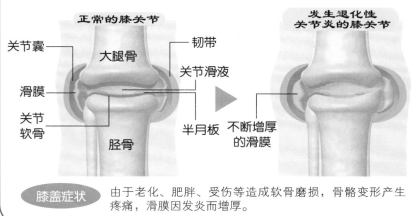

正常的膝关节

关节囊
韧带
大腿骨
关节滑液
滑膜
关节软骨
半月板
胫骨

发生退化性关节炎的膝关节

不断增厚的滑膜

膝盖症状 由于老化、肥胖、受伤等造成软骨磨损，骨骼变形产生疼痛，滑膜因发炎而增厚。

退行性脊柱炎

好发于中年以后，主要是由于脊柱退行性变，使椎间盘受损，长出骨刺，骨刺会压迫神经，造成肩周炎、后头部疼痛、手腕麻痹，如果骨刺长在腰椎，会造成蹭趾尖麻痹和不适。

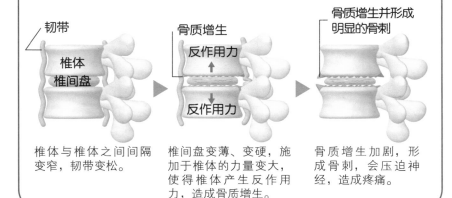

韧带

椎体
椎间盘

骨质增生
反作用力
反作用力

骨质增生并形成明显的骨刺

椎体与椎体之间间隔变窄，韧带变松。

椎间盘变薄、变硬，施加于椎体的力量变大，使得椎体产生反作用力，造成骨质增生。

骨质增生加剧，形成骨刺，会压迫神经，造成疼痛。

④ 假性痛风

假性痛风症状为膝关节突然毫无预兆地剧痛、红肿发热。假性痛风正如其名，症状和痛风极为类似，但还是有许多不同之处。在假性痛风的症状里，几乎找不到痛风最容易发作的部位——踇趾根部。假性痛风发作的部位以膝关节最多，其次会出现在手腕、脚踝等关节。另外，不同于痛风的是，假性痛风患者以高龄者居多，没有男女患病差异。只要检查关节滑液就可诊断出是痛风还是假性痛风。

⑤ 踇外翻

当女性踇趾感到疼痛时，要先看看是不是踇外翻。踇外翻通常是因为长期穿着高跟鞋或不合脚的鞋子，使得踇趾外侧变形，往内侧弯曲。患部会红肿，而且发作部位也在踇趾处，所以容易误以为是痛风。踇外翻患者的尿酸值正常，所以可通过血液检查、X 线检查来作出正确诊断。

⑥ 化脓性关节炎

这是一种由金黄色葡萄球菌、大肠杆菌等直接感染关节，引起关节化脓的疾病。发炎的关节会剧痛、红肿、发热。当踇趾根或脚踝、膝盖等发炎时，会产生剧痛，所以很难和痛风区分，但只要采集关节滑液，检查里面有无细菌就可以确诊。

假性痛风

焦磷酸钙晶体沉积在关节软骨里，引起炎症，只要检查关节滑液就可和痛风区别开来。

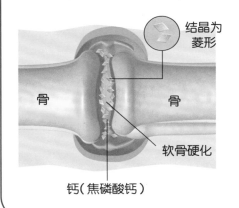

结晶为菱形

骨　　　骨

软骨硬化

钙（焦磷酸钙）

踇外翻

穿尖头高跟鞋的女性容易罹患踇外翻。踇趾会向小趾的方向弯曲。

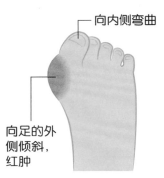

向内侧弯曲

向足的外侧倾斜，红肿

化脓性关节炎

金黄色葡萄球菌等细菌侵入关节内引起化脓。采集关节滑液，在关节滑液中检验出化脓菌的话，即可诊断为化脓性关节炎。

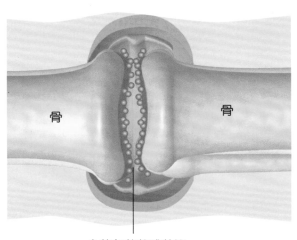

骨　　　骨

金黄色葡萄球菌等

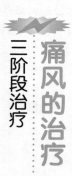

三阶段治疗　**痛风的治疗**

　　如果依靠吃药控制尿酸的话，大概任何人都会觉得麻烦吧？不过也不用太悲观，医学界已经发现痛风是由于尿酸代谢异常造成的，也已研发出各种有效的药品，只要遵照医嘱，改变生活习惯，就可以大幅度改善病症。所以要坚持持续的治疗。

　　痛风的治疗可以分成三个阶段：一是痛风发作时的急性治疗；二是控制尿酸的初期治疗；三是控制尿酸的慢性期治疗。

　　第一阶段主要是以药物缓解发作时的疼痛。服用的药品可以分为痛风前兆用药和痛风发作用药两种。

　　抑制住痛风发作时的疼痛之后，就进入第二阶段。这个阶段仍以药物治疗为主，周期为 3~6 个月，且要配合食疗并在日常生活中加以照顾。不同类型高尿酸血症患者的针对性用药也不同：肾脏排泄尿酸不足型患者主要使用尿酸排泄促进剂，尿酸生成过多型患者则用抑制尿酸生成药物。

　　第三阶段是为了预防并发症与痛风的反复发作，需要进行"控制尿酸的慢性期治疗"。在这个阶段，药物治疗与食疗要同步进行。

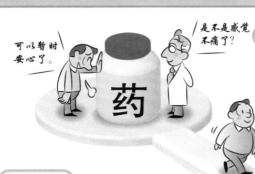

可以暂时
安心了。

是不是感觉
不痛了？

第一阶段

痛风发作时的急性治疗
主要借由药物干涉，缓和痛
风发作时的疼痛。等进入不
痛也无症状的间歇期时，才
开始真正的治疗。

第二阶段

控制尿酸的初期治疗
抑制住痛风发作后，进入状态
稳定期，开始进行恢复正常尿
酸值的治疗。之所以这么做，
是由于抑制住痛风发作后，如
果立刻降低尿酸值，容易再度
引发痛风，所以降尿酸药要从
小剂量开始，慢慢增加药量逐
渐降低尿酸值，这个过程大概
需要 3~6 个月。

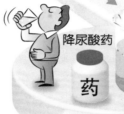

降尿酸药

调节尿酸值

尿酸

打开水龙头

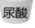

尿酸

第三阶段

控制尿酸的慢性期治疗
经过第二阶段后，就
进入"控制尿酸的慢
性期治疗"阶段。为
了预防并发症与痛风
再次发作，要定期接
受检查，药物治疗与
食疗同步进行。

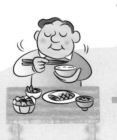

控制尿酸的慢性期治疗

药物的种类与使用方式

尿酸值在 7 mg/dL 以上就是高尿酸血症，不过应依据有无痛风发作、有无痛风结节、有无并发症等而选择不同的治疗方式。尿酸值在 7~8 mg/dL 时，应采取"生活指导"，借由改变生活习惯，去除导致高尿酸血症的原因，从而达到控制尿酸值的目的。如果改变生活习惯仍无法达到疗效时，再配合药物治疗。需要药物治疗的情况如下：

一是尿酸值在 7~8 mg/dL 之间，有痛风发作或有痛风结节。

二是尿酸值在 8~9 mg/dL 之间，有并发症。

三是尿酸值在 9 mg/dL 以上。

痛风药品的种类大概分为三种：痛风前兆用药；痛风发作时的缓解药物；控制尿酸值的药物。

前两种都是痛风发作时的治疗用药，最后一种是发作后没有任何症状时服用的药物，其作用是维持尿酸值，同时预防并发症。

当尿酸值持续在 9 mg/dL 以上时，就必须用药物来控制尿酸值。如果因为没有症状而自行停药，会使尿酸值再度飙升，因此必须遵照医嘱服药。有些情况需要终生服药，所以患者要有长期服药的心理准备。

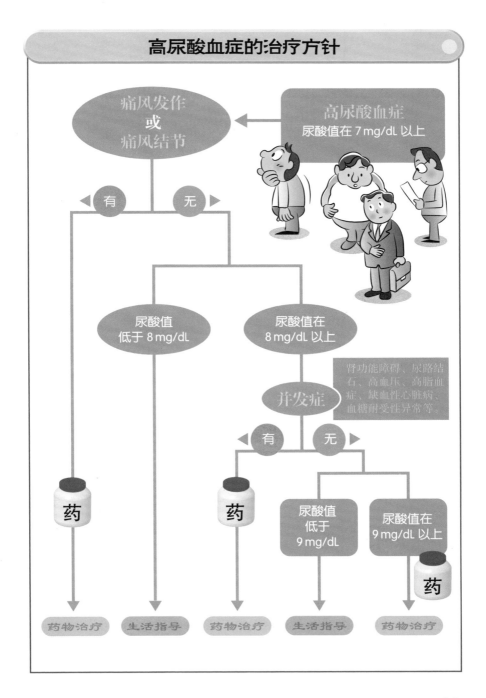

高尿酸血症的治疗方针

痛风发作
或
痛风结节

高尿酸血症
尿酸值在 7 mg/dL 以上

◀ 有　　无 ▶

尿酸值
低于 8 mg/dL

尿酸值在
8 mg/dL 以上

肾功能障碍、尿路结石、高血压、高脂血症、缺血性心脏病、血糖耐受性异常等。

并发症

◀ 有　　无 ▶

尿酸值
低于
9 mg/dL

尿酸值在
9 mg/dL 以上

药　　　药　　　药　　　药

药物治疗　生活指导　药物治疗　生活指导　药物治疗

痛风前兆用药

有过一次痛风发作经历后，下一次要发作前通常会有征兆。如在发作前一天，踇趾会出现一些平时没有的感觉——痒痒的、刺刺的。出现这种情况时，就要开始吃药了。

痛风前兆阶段服用的代表性药物是秋水仙碱。秋水仙碱并不是止痛剂，而是抑制白细胞攻击尿酸盐的药。这种药若是等到症状出现时再吃，疗效就微乎其微了，所以必须在感觉到痛风要发作时服用。秋水仙碱是从百合科植物秋水仙的种子与球根当中提炼出来的一种生物碱。

服用秋水仙碱可以缓解痛风的发作，但因为有不良反应，所以不能滥用。大量服用秋水仙碱会造成严重的腹泻、呕吐，有时会引起脱毛症状，而且会抑制骨髓功能，使白细胞、红细胞数量减少，引发暂时性无精症。

在欧美国家，一般的用药方式是每 2~5 小时服用 0.5 mg，一天的用药剂量不可超过 6 mg。体型小的人服用秋水仙碱更要注意不良反应，痛风发作的预防用药以每日 1 片（0.5 mg）为原则，有时会和整肠剂一起服用。

痛风前兆用药—— 秋水仙碱

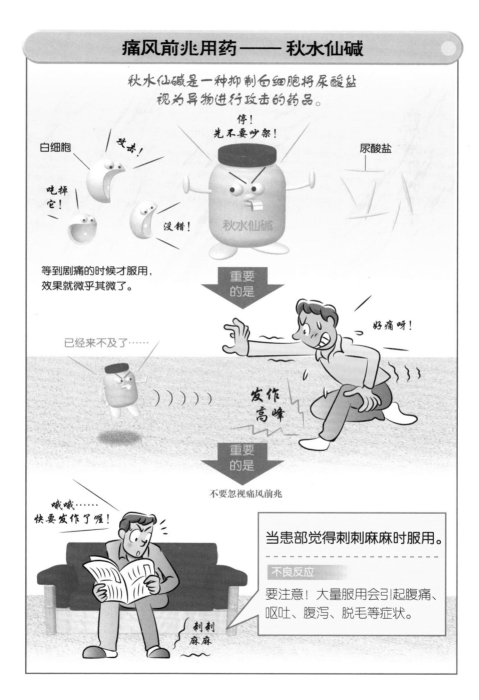

秋水仙碱是一种抑制白细胞将尿酸盐视为异物进行攻击的药品。

白细胞

尿酸盐

攻击！

吃掉它！

没错！

停！先不要吵架！

秋水仙碱

等到剧痛的时候才服用，效果就微乎其微了。

重要的是

已经来不及了……

好痛呀！

发作高峰

重要的是

不要忽视痛风前兆

哦哦……快要发作了喔！

刺刺麻麻

当患部觉得刺刺麻麻时服用。

不良反应

要注意！大量服用会引起腹痛、呕吐、腹泻、脱毛等症状。

101

痛风发作时的用药

痛风发作引起剧痛时，需要服用非甾体抗炎药。大家都知道抗炎药物阿司匹林，但是低剂量阿司匹林会改变尿酸值，所以不能在痛风发作时服用。痛风发作时主要使用的药物为萘普生 、双氯芬酸钾、吲哚美辛、芬布芬等。

正确服用这些非甾体抗炎药，要遵守3个原则：

一是发作时尽可能服用最大常用剂量（可参考右页"非甾体抗炎药的服用剂量"）。

二是发作时不要改变降尿酸药的用量。

三是消炎后停用非甾体抗炎药。

服药时遵守以上原则，大部分的痛风发作都可以得到缓解。另外，非甾体抗炎药分为内服药和塞剂两种，有些患者不喜欢塞剂，但其实塞剂比内服药效果更好，引起的胃肠不良反应也比较小。

每一种非甾体抗炎药的服用剂量都不一样，服用时必须遵照医嘱。一般来说，药效强的药物不良反应也大，有肾功能障碍的人服用非甾体抗炎药可能会使肾功能降低，一定要提前告知医生，以免发生意外。

发作时服用非甾体抗炎药

痛风发作产生剧痛时服用非甾体抗炎药。

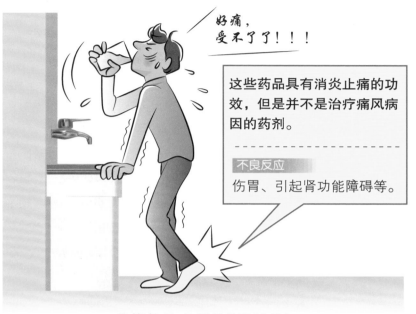

好痛，受不了了！！！

这些药品具有消炎止痛的功效，但是并不是治疗痛风病因的药剂。

不良反应
伤胃、引起肾功能障碍等。

非甾体抗炎药的服用剂量

药品名称	药量	常用量（一般的服用量）
萘普生	每片 100 mg	1次2片，1日2～3次
双氯芬酸钾	每片 25 mg	1次1～2片，1日2次或1次1片，1日3次
吲哚美辛	1粒胶囊 25 mg	1次1粒胶囊，1日2～3次
芬布芬	每片 200 mg	1次2片，1日2～3次

服用剂量必须遵照医嘱！

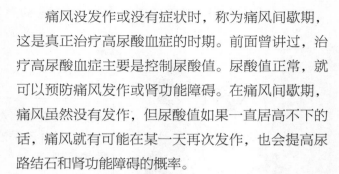

不痛时也要用药

痛风没发作或没有症状时，称为痛风间歇期，这是真正治疗高尿酸血症的时期。前面曾讲过，治疗高尿酸血症主要是控制尿酸值。尿酸值正常，就可以预防痛风发作或肾功能障碍。在痛风间歇期，痛风虽然没有发作，但尿酸值如果一直居高不下的话，痛风就有可能在某一天再次发作，也会提高尿路结石和肾功能障碍的概率。

痛风间歇期的治疗并不是发作结束后就马上开始，而是要等待一段时间。这是因为如果在发作期间或发作结束之后立刻降低尿酸值的话，有可能会引发新一次的痛风发作。因此，在痛风间歇期降低尿酸值时，必须缓慢进行，持续服用降尿酸药。间歇期的痛风治疗可以归纳为下列三项：

一是不使用非甾体抗炎药或秋水仙碱。

二是缓慢降低尿酸值，降尿酸药从低剂量开始服用，持续3~6个月。

三是终生都要控制尿酸，若无法好好控制，很可能会引发痛风结节、肾功能障碍、缺血性心脏病等并发症。

一旦开始治疗，就必须定期接受检查，以便了解药物的治疗效果和不良反应。定期检查也可预防并发症。

从痛风间歇期开始，终生控制尿酸

痛风间歇期就是痛风没有发作或没有症状的时期，
这是真正治疗高尿酸血症的时期。

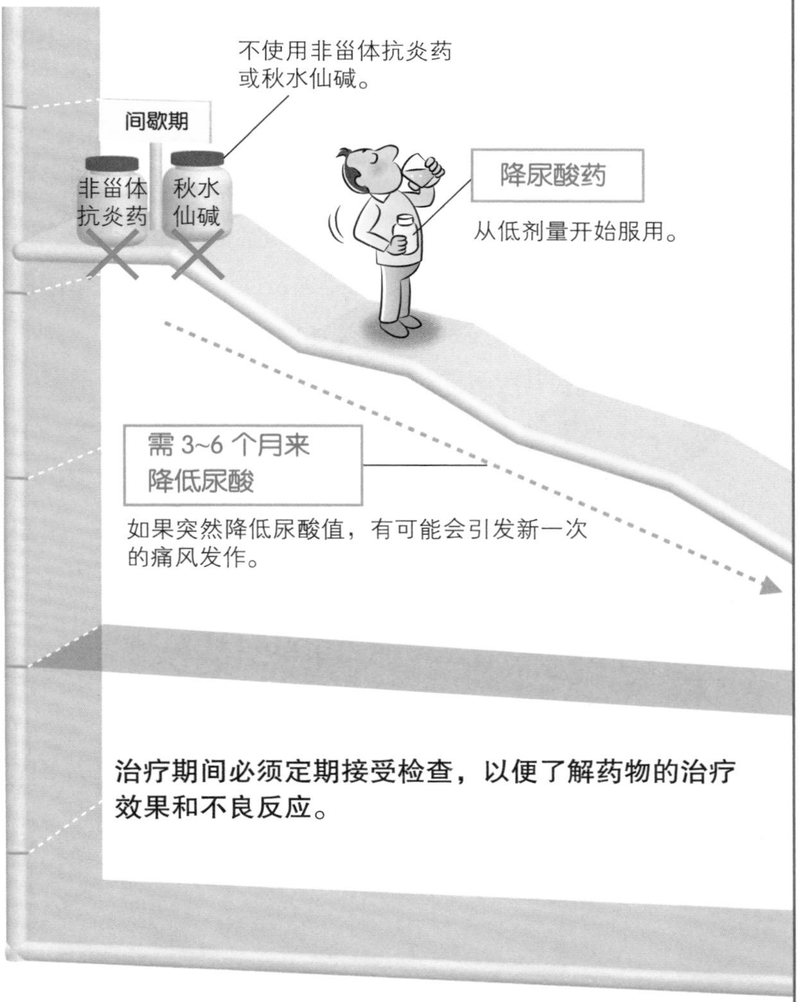

尿
酸
值

mg/dL

不使用非甾体抗炎药
或秋水仙碱。

间歇期

非甾体
抗炎药

秋水
仙碱

降尿酸药

从低剂量开始服用。

9

需 3~6 个月来
降低尿酸

如果突然降低尿酸值，有可能会引发新一次
的痛风发作。

8

7

治疗期间必须定期接受检查，以便了解药物的治疗
效果和不良反应。

6

痛风间歇期的治疗很重要，除了可避免痛风再次发作，
也可预防并发症。

控制尿酸的两种药物

高尿酸血症分为无法顺利排泄尿酸的"肾脏排泄尿酸不足型"，尿酸制造过剩的"尿酸生成过多型"，以及两种情况都有的"混合型"三种类型。而控制尿酸的药剂有两种类型。

针对"肾脏排泄尿酸不足型"，使用促进尿酸排泄的尿酸排泄促进剂；而针对"尿酸生成过多型"则使用尿酸合成抑制剂，抑制体内尿酸合成，以减少血液中的尿酸量。另外，"混合型"则是由医生先判断并发症等情形，再考量采取哪一种药剂（有时会并用两种药剂）。

两种药剂都是从最低剂量开始服用，慢慢增加药量，缓慢地降低尿酸值。当尿酸值正常之后，就开始以固定药量控制尿酸。控制尿酸期间，尿酸值可以有稍许变动，但尽量控制在 6 mg/dL 以下，如果辅以食疗，可以减少药量。

每天按照规定服药很重要，千万不可因为哪天忘记了吃药，第二天一次吃两天剂量的药。

除了坚持服药之外，也要定期复诊，接受医生的食疗建议，以及尿路的护理指导。

控制尿酸的药

尿酸排泄促进剂

无法顺利排泄尿酸的
"肾脏排泄尿酸不足型"患者服用。

尿酸合成抑制剂

尿酸产生过多的
"尿酸生成过多型"患者服用。

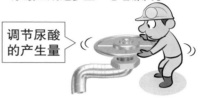

调节尿酸
的产生量

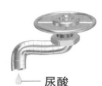

—— 尿酸

尿酸 —— 关小生成尿酸的
水龙头。

尿酸装满尿酸池
了，赶紧打开水
龙头放掉。

打开水龙头

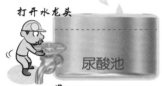

尿酸池

7mg/dL

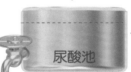

尿酸池

7mg/dL

哗……
—— 促进排泄

—— 无法促进排泄

正常

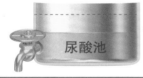

尿酸池

7mg/dL

正常

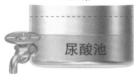

尿酸池

7mg/dL

不良反应

由于尿液中排泄的尿酸增加，
可能会加重肾功能障碍，有产
生尿路结石的危险。

不良反应

偶尔会引发轻度的肝功能障碍或
胃肠功能障碍。

混合型要由医生判断后，再开处方药。

尿酸排泄促进剂与尿酸合成抑制剂

尿酸排泄促进剂是帮患者打开尿酸池的水龙头，促进尿酸池里储存过多的尿酸排泄。而尿酸合成抑制剂则是把生成尿酸的水龙头关紧。以下是有代表性的药品。

❶苯溴马隆（尿酸排泄促进剂）

这种药的药效很强，每日服 1 次，1 次 0.5 片到 1 片，就可以促进尿酸排泄，让尿酸值恢复正常。但是因为药效很强，要注意防止尿酸值急速下降而引发痛风，还有尿路结石等不良反应。

❷丙磺舒（尿酸排泄促进剂）

药效大约只有苯溴马隆的 1/20，每日可服用 2 次。在服用这个药品时，若使用青霉素、头孢唑啉注射液等时，会减缓抗生素的排泄，增加血药浓度。

❸别嘌醇（尿酸合成抑制剂）

除了尿酸高的人会使用此药，肾功能低下并发肾结石或尿路结石的人，或是使用尿酸排泄促进剂之后，仍无法降低尿酸值的人，都会使用尿酸合成抑制剂，每日服用 2 次。偶有轻微的不良反应，表现为药物过敏而起疹子或是轻微的肾功能障碍等。

有代表性的药品

	药品名	特性
尿酸排泄促进剂	苯溴马隆 **服用** 1日1次	药效很强，服用初期会造成尿酸值急速下降。 尿道 **不良反应** 会增加尿液中的尿酸量，容易产生结石。 结石
	丙磺舒 **服用** 1日2次	药效大约是苯溴马隆的 1/20 。 **不良反应** 很轻，但是如果同时服用抗生素，会减缓抗生素的排泄。 我再睡一下好了
尿酸合成抑制剂	别嘌醇 **服用** 1日2次	尿酸合成抑制剂只有这一种。使用尿酸排泄促进剂之后，仍无法降低尿酸值的人，或者肾功能低下并发结石的人，都会使用尿酸合成抑制剂。 **不良反应** 轻微肾功能障碍、药物过敏等。 功能降低

服药必须遵照医生指示

注意！ 忘了吃药时……

只要有一天忘了吃药，第二天的尿酸值就会升高，所以一定要遵照医嘱服药。千万不可因为忘了服药，第二天就一次吃两天剂量的药。

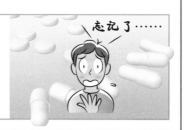

忘记了……

居家处理痛风的方式

养成记录身体状况的习惯

为了尽快恢复健康，最好养成每天记录身体状况的习惯。只要能认真对待自己的身体状况，控制好尿酸指标，就可以远离痛风发作的痛苦，舒心度过每一天。

第一，每天记录尿液 pH。痛风或高尿酸血症患者尿液的 pH 大多在 5.0~5.5 之间，偏酸性。尿液偏酸性不利于尿酸的溶解与排泄，容易形成尿酸盐。相反的，尿液呈碱性， pH 在 7.0 以上，有利于排泄尿酸，防止尿酸盐沉积在肾脏，但是往往容易形成钙结石。要能够顺利排泄尿酸，尿液 pH 最好保持在 6.0 左右。因此，痛风或高尿酸血症患者了解自己的尿液 pH 是否在正常范围内，这在治疗上是很重要的。现在在药店都可以买到测试尿液 pH 的试纸，方便患者自我检测。

第二，每天量体重。请养成每天量体重的习惯。肥胖的人很容易"宽恕"自己的超标体重，每天记录体重可以正确认识现在自己真正的样子，从一定程度上达到督促自己减肥的目的。请每天在固定的时间量体重。走路时佩戴计步器也可以督促自己减肥。

记录自己的身体状况

尿液 pH

只要使用市售的检测尿液 pH 的试纸，就可以简单自测尿液的酸碱度。尿液的酸碱度最好能维持在 6.0 左右。顺带一提，早上的尿液较容易呈酸性，要多加注意。

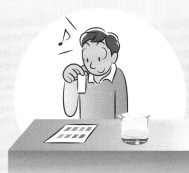

○日	○日	○日	○日
pH5.2	pH5.5	pH5.5	pH5.2
○日	○日	○日	○日
pH6.8	pH6.5	pH6.8	pH6.2

体重

记录一天当中所摄取的总热量，从饮食上控制体重。对经常在外就餐的上班族来说，要计算热量很麻烦，但最好每天在固定的时间量体重，估算摄取的总热量是否超额。

好！离理想体重更接近了！！！

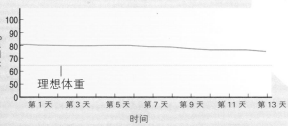

步数

佩戴计步器，记录每日行走的步数。

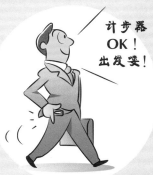

计步器 OK！出发喽！

○日	○日	○日	○日
7035	8224	6899	9066
○日	○日	○日	○日
8824	8973	7035	9247

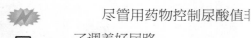

尿路调养很重要

尽管用药物控制尿酸值非常重要，但也不可忘了调养好尿路。

高尿酸血症患者的尿液大多呈酸性，而尿酸难溶于酸性尿中，如果尿酸的量增多，无法溶解于尿液的尿酸就会在尿路中结晶，导致尿路结石与肾功能障碍。痛风患者在努力降低尿酸值的同时，也要努力调养好尿路。

要调养尿路，最方便快捷的方式就是多喝水，增加排尿量，以此使更多的尿酸排出体外，修复肾脏功能。

另一个方式是让尿液呈弱酸性。痛风患者尿液的酸性程度很高，如果把尿液的酸性程度降低，就可以让尿酸溶解于尿液中并排泄掉。

想让尿液呈弱酸性，有效方式是将以肉类为主的饮食习惯，改成以蔬菜、海藻类为主。先从食疗开始，如果还不能改善的话，再并用药疗。

那么，弱酸性尿液的 pH 是多少才算好呢？健康的人，尿液大多呈弱酸性，pH 为 5.5~6.0，痛风患者的尿液 pH 则是在 5.5 以下。但是，如果尿液 pH 在 7.0 以上，则属于碱性尿，这时候钙离子不易溶解，就会形成磷酸钙结石。

让尿酸容易溶解的方式

❶ 增加尿液量

多喝水是有效
排泄尿酸的最
简单的方式，
1 天请喝水
2 升以上。

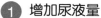
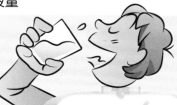

不好

绝对不能
通过喝果
汁或酒类
来增加尿
液量！！！

1天
2升

❷ 让尿液弱酸化

痛风或高尿酸血症患
者的尿液呈酸性，让
尿液从酸性变为弱酸
性，有利于尿酸溶解
并排泄。

尿液

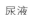
酸性

↓

弱酸性

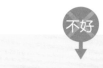

不好

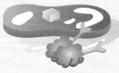

改变以肉类为主的
饮食习惯。

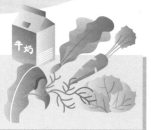

如果尿酸的量增多，无法溶解于尿液的尿
酸就会在尿路中结晶。要让尿酸容易溶解，
可多食用海带、牛奶、蔬菜，使尿液呈弱
酸性，以此调养好尿路，防止尿路结石。

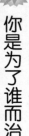

你是为了谁而治疗

有些人患痛风后，对医生建议的长期治疗感到绝望，经常中途放弃治疗，这是很可惜的。痛风患者要注意，治疗痛风不是为了别人，而是为了自己。你需要了解为什么要治疗痛风，为什么要吃药，以及停药后又会怎样。我们有必要再确认一下治疗痛风的要点。

一是痛风发作时服用的药物是为了缓和发作时的疼痛，并不是治疗痛风病因（尿酸）的药。

二是痛风发作缓解后，患者很容易忘记自己的病情。注意，这是痛风的间歇期，若不及时进行治疗，很可能会引发各种生活习惯病或肾功能障碍。

三是痛风并发糖尿病或高血压会加速动脉硬化，引发缺血性心脏病和脑血栓。

痛风患者一定要考虑以上三点，清楚知道自己是为了什么而治疗痛风。痛风治疗进入间歇期（痛感已经过去）后，很多患者会放松警惕，忽视医生的建议，这时候最重要的是做好自我管理，配合医生坚持治疗。我们都知道，痛风发作时关节会很痛，无论是谁都会认真接受治疗以减缓疼痛。可是病情一旦得到缓解，痛苦的记忆就渐渐烟消云散了，这时候患者会怀疑自己为什么要持续治疗。为了你的将来，为了你所珍惜的人，千万别忽略持续治疗的重要性。

自我管理很重要

只靠吃药，治不好痛风。

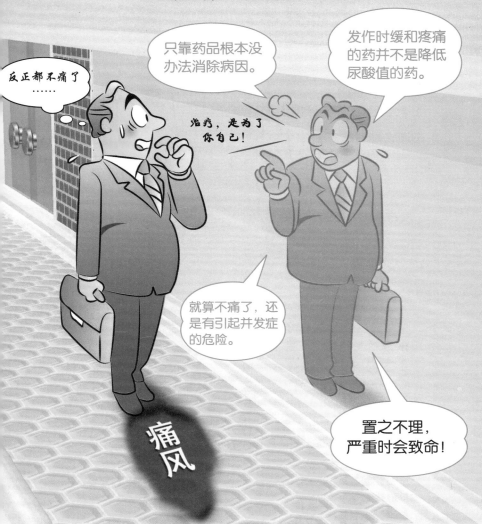

为了远离将来可能发生的危险，不要中途放弃治疗，
自我控制尿酸值很重要。

战胜痛风的饮食习惯要点：
多吃当季鱼类

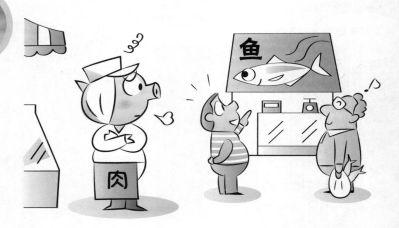

鲔鱼、鲣鱼、青花鱼等背部呈蓝色的鱼类，富含丰富的不饱和脂肪酸二十碳五烯酸（EPA）和二十二碳六烯酸（DHA），对我们的身体非常有益。

EPA 具有扩张血管、降低血液黏稠度、降低血压的功效；DHA 可以预防阿尔茨海默病，减少坏胆固醇，增加好胆固醇。

观察餐厅的用餐客人后会发现，胖人多半不选鱼类料理，而是挑选猪肉等红肉类料理。总之，不要选高热量、高嘌呤的猪肉等红肉类，而要选择富含蛋白质、维生素、矿物质的鱼类。

虽说要多摄取鱼类，但也要注意几点。如果鱼肉不新鲜，脂肪氧化，有助于预防生活习惯病的 DHA 反而会变成加速生活习惯病恶化的有害物质。

挑选鱼的时候，要看色泽有没有暗沉，鱼眼有没有变红、变白或变浊，如果有这些现象，表示这条鱼已经不新鲜了。

痛风的改善要点

痛风属于生活习惯病，患者必须充分了解病情，彻底做好自我管理，才能有效控制。本章将介绍一些日常生活中控制饮食的要点。

痛风治疗的自我管理

自我管理的三大要点

　　要持续治疗痛风，除了服药及定期去医院做检查外，痛风患者也要清楚病情，遵照医嘱改变生活习惯。因此，痛风患者一定要做好自我管理。请先检查自己的生活习惯，改掉不好的地方吧！改变生活习惯也有助于预防糖尿病、高血压等并发症。

　　日常生活中，自我管理的要点包括"改变饮食习惯""适度地运动""解除压力"三项。当中最要紧的是"改变饮食习惯"。

　　痛风、高尿酸血症和肥胖密切相关，肥胖的原因归根结底是摄取的热量过多，消耗的热量却太少，两者没有达到均衡。要消除肥胖，需要控制热量的摄取，增加热量的消耗。在现代社会中，由于消费需求的变化，超市、24 小时营业的快餐店等几乎遍布大街小巷，只要想吃东西，随时都可以吃到饱，可以说是"很难自我管理"的时代。接下来，我们来具体说明改善的要点。

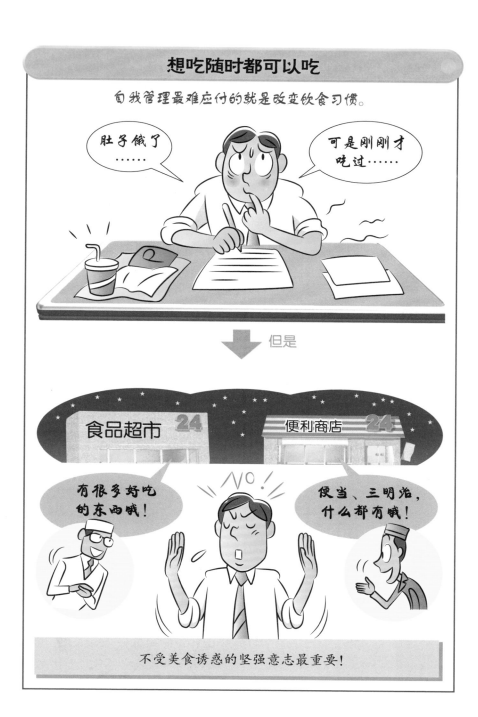

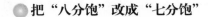

改变饮食习惯的三大要点

● 把"八分饱"改成"七分饱"

大部分人，不论男女都很喜欢吃，但是，为什么有些人会得高尿酸血症，有些人却不会得呢？

如果把遗传等特殊因素排除在外的话，我们可以发现，高尿酸血症患者都有一个共同点，即每顿饭都吃得太饱。对于饮食，我们一直以来都强调吃"八分饱"，但对高尿酸血症患者来说，吃"八分饱"还是太多，控制在"七分饱"左右刚刚好。

但是要控制想吃、想喝的欲望，还是很困难。如果一时半会儿勉强自己不吃，过一段时间受不了反而会大吃特吃，这是很有害的。因此要一步一步来，让自己慢慢习惯少食。

有两种人会有过度饮食的倾向。一种是吃饭速度快的人，饱食中枢要在用餐 15~20 分钟后才会发送"肚子饱了"的信号，吃饭快的人早在信号发送之前，就已经吃得饱饱的，自己都没意识到饱时就已经吃了很多；另外一种是悠闲享受食物的人，此类人用餐时间过长，所以饱食中枢不会发送"吃饱"的信号，也会造成进食过量。

记住，吃"七分饱"就好。一开始可能会觉得不适应，但慢慢就会习惯。

改变不良饮食习惯

过度饮食的两种类型：

 吃饭速度快

吃得太快，饱食中枢来不及发出"吃饱"的信号。

太快了……

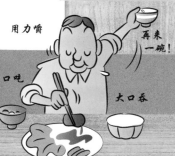

用力嚼

大口吃

再来一碗！

大口吞

改善

饱足感要在 15~20 分钟后才会出现。所以……

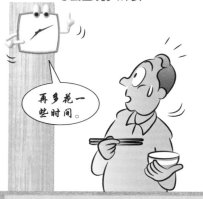

再多花一些时间。

悠闲慢食

花很长的时间用餐，饱食中枢也不会发送"吃饱"的信号。

差不多该吃饭了……

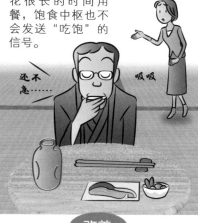

还不急……

吸吸

改善

通过改变心情等方式，降低对食物的欲望。

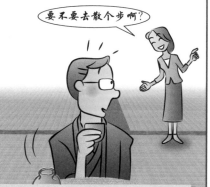

要不要去散个步啊？

对痛风、高尿酸血症患者来说，吃"八分饱"还是太多，控制在"七分饱"左右刚刚好。

● 戒掉点心、消夜

　　除了吃饭要"七分饱"外，另一个需要改变的饮食习惯是吃点心。说到点心，大家想到的都是长条蛋糕、大福饼、铜锣烧、煎饼、巧克力、薯片等。这类点心含有很高的热量，请看右页的点心热量表，重新认识一下它们。

　　说到点心，其所含的糖除了可以作为热量的来源外，剩下的都会转化成甘油三酯储存在体内，这会造成肥胖，提高尿酸值。一个铜锣烧含有 712 kJ 的热量，单纯用走路来消耗这些热量，就要走 30 分钟。

　　也许有人会觉得：才走 30 分钟，那就不用忍着不吃啊！这种想法是不对的，对高尿酸血症患者来说，一定要记得不要摄取太多的热量。

　　睡前饮食也是坏习惯。吃完消夜后就睡觉，由于机体几乎不消耗热量，吃下去的大部分热量都会积存在体内，形成脂肪，所以不要在夜晚吃高热量的食物。顺带一提，请尽量把晚餐变成一天当中最简便的一餐，如果真的想吃，就想办法吃一些低热量的或糖分少的食物。

拒绝甜食的诱惑

点心热量表

食品	重量	热量
泡芙	1个约 60 g	615 kJ
薯片	1袋约 90 g	2089 kJ
牛奶巧克力	1块约 55 g	1281 kJ
红豆面包	1个约 70 g	820 kJ
铜锣烧	1个约 60 g	712 kJ
麻花	1根约 4 g	75 kJ
大福饼	1个约 70 g	691 kJ
甜辣煎饼	1个约 15 g	239 kJ
长条蛋糕	1块约 50 g	670 kJ
地瓜（蒸）	1个约 250 g（中型）	1373 kJ

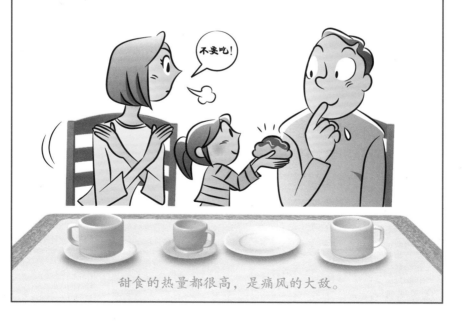

甜食的热量都很高，是痛风的大敌。

● 尽量避免"饮食不规律""两餐并成一餐吃""边吃东西边做事"

"饮食不规律"也是必须改善的。短时间内吃进大量食物很糟糕，不过两餐间隔时间太久也不好。长时间处于"饿"的状态，一旦进食，身体会拼命吸收食物的热量并将其转变成体脂肪储存起来，以备饥饿时所需。如果用餐一直不规律，很容易造成体内的脂肪比例增加，最后变成易胖体质。

同样的，"两餐并成一餐吃"也不好。有人会因为吃多了肉类等高热量食物，就停吃一餐，这样反而会适得其反。

一边看报纸、电视一边吃东西也是肥胖的原因。当注意力聚焦在别处时，饱食中枢就会被麻痹，总是觉得还没吃饱，不知不觉中就吃掉了很多东西。

另外，要改变"压力性暴饮暴食"。当焦躁不安，想用吃东西来消除压力时，人们会比平常更想吃糖分高的食物。摄取高糖食品会造成肥胖，所以还是靠运动来释放压力吧！

夜晚副交感神经比较活跃，可以让身体得到很好的休养，同时有利于营养物质的吸收和能量的补充，所以晚上太晚吃东西容易造成体脂肪的堆积。睡前 3 小时内最好不要进食，也许有人不吃一点东西就睡不着，但是切记一定要改掉这个坏习惯。

需要改掉的饮食习惯

饮食不规律

长时间饿肚子后，进食时身体会拼命吸收热量并将其转变成体脂肪储存起来，以备不时之需，这种情形一直持续下去，就会让身体肥胖。

两餐并成一餐吃

"晚上要吃好的，白天就不吃"的饮食习惯反而会适得其反，因为这也会使体脂肪堆积，造成肥胖。

变胖的饮食习惯

边吃东西边做事

一边看电视一边吃点心会在不知不觉间就吃掉很多零食，这种坏习惯也会让自己变胖。

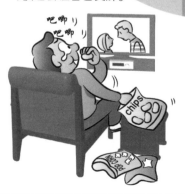

压力性暴饮暴食

为了释放压力，不停地将食物往嘴里送，食量因此大增，造成肥胖。

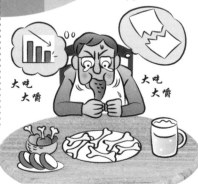

125

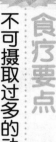

食疗要点

不可摄取过多的动物性脂肪

痛风食疗注意事项：①不要摄取过多的动物性脂肪；②控制饮酒量；③注意食量（总热量）。我们来解说一下摄取动物性脂肪时需要注意什么。

脂类主要由脂肪酸构成。脂肪酸可分为饱和脂肪酸和不饱和脂肪酸，各有其特征和作用。猪肉等红肉类富含饱和脂肪酸，会增加血液中的胆固醇、甘油三酯。而鱼类富含不饱和脂肪酸，当中的 EPA 和 DHA 具有降低甘油三酯的功效。

痛风患者一定要注意的是，动物性脂肪摄取过多，会造成饱和脂肪酸增加。1 g 脂肪所含的热量是碳水化合物和蛋白质所含热量的两倍以上，所以喜欢油腻料理的人要特别注意。

为了避免脂类摄取过多，应注意食材的选择以及料理的方式。吃肉时最好能避开油花多的霜降肉或五花肉等，可以选择里脊肉、鸡胸肉等。

脂肪酸种类与鱼类中 EPA、DHA 的含量

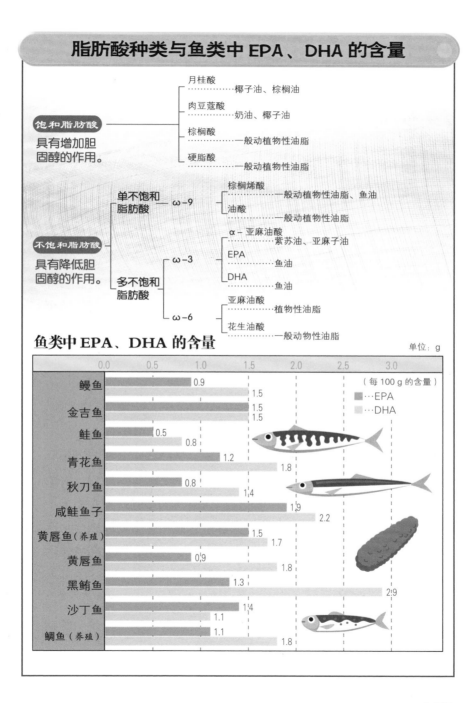

月桂酸
·········椰子油、棕榈油

肉豆蔻酸
·········奶油、椰子油

棕榈酸
·········一般动植物性油脂

硬脂酸
·········一般动植物性油脂

饱和脂肪酸

具有增加胆固醇的作用。

棕榈烯酸
·········一般动植物性油脂、鱼油

油酸
·········一般动植物性油脂

单不饱和脂肪酸 ω-9

不饱和脂肪酸

具有降低胆固醇的作用。

α-亚麻油酸
·········紫苏油、亚麻子油
EPA
·········鱼油
DHA
·········鱼油

ω-3

多不饱和脂肪酸

亚麻油酸
·········植物性油脂
花生油酸
·········一般动物性油脂

ω-6

鱼类中 EPA、DHA 的含量

单位：g

	0.0	0.5	1.0	1.5	2.0	2.5	3.0

（每 100 g 的含量）
■···EPA
■···DHA

- 鳗鱼 0.9
- 金吉鱼 1.5 / 1.5
- 鲑鱼 1.5 / 1.5
- 青花鱼 0.5 / 0.8
- 秋刀鱼 1.2 / 1.8
- 咸鲑鱼子 0.8 / 1.4
- 黄唇鱼（养殖） 1.9 / 2.2
- 黄唇鱼 1.5 / 1.7
- 黑鲔鱼 0.9 / 1.8
- 沙丁鱼 1.3 / 2.9
- 鲷鱼（养殖） 1.4 / 1.1
- 1.1 / 1.8

饮酒要适量

对患有痛风、高尿酸血症的人来说，应该控制饮酒量，而且最好戒酒。

大量饮入酒精时机体不但会制造大量尿酸，还会降低肾脏排泄尿酸的功能。另外，酒的热量很高，饮酒过多会导致肥胖和各种生活习惯病。长期饮酒过量将会对内脏造成严重的影响，危害全身。

痛风、高尿酸血症患者要注意的是，酒类含有大量的嘌呤。尤其是啤酒中嘌呤的含量最高，喝一大瓶（633 mL）啤酒后，约 1 小时尿酸值就会上升 1 mg/dL。如果只喝一瓶的话，几小时后尿酸值就可以恢复；但如果每天大量饮酒的话，尿酸值将会一直维持在"高位点"状态。而且啤酒的热量也很高，很容易造成肥胖。

如果适量饮酒的话，每天喝一点并不会影响尿酸值。一天的适当饮酒量请看右页说明。

要控制自己的饮酒量，从酒类中摄取的热量应努力控制在人体一天总摄取热量的 10% 以内。应酬时，最好选择可以自己调整饮酒量的可掺水酒类。另外，每周定两天"肝脏休息日"，拒绝酒精，这样做除了可以让肝脏休息外，也可以让尿酸值保持正常。

饮酒要适量

中瓶啤酒 1 瓶
（500 mL）

葡萄酒 2 杯
（60 mL）

清酒 1 盅
（180 mL）

一天的适当饮酒量

掺水烧酒 1 杯
（100 mL）

威士忌 1 杯
（60 mL）

酒精饮料的热量

啤酒 标准易拉罐 （350 mL）	586 kJ	**清酒** （纯米酒） （180 mL）	774 kJ
黑啤酒 标准易拉罐 （350 mL）	674 kJ	**甲类烧酒** （连续式蒸馏） （50 mL）	431 kJ
发泡酒 标准易拉罐 （350 mL）	657 kJ	**乙类烧酒** （单式蒸馏） （50 mL）	306 kJ
白葡萄酒 （65 mL）	197 kJ	**威士忌** （60 mL）	594 kJ
红葡萄酒 （65 mL）	272 kJ	**白兰地** （60 mL）	594 kJ

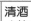

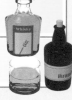

掌握自己的饮食量

　　要想以食疗调养身体，你必须知道自己每天应当摄取多少热量，并根据实际情况增减。

　　要知道自己应当摄取多少热量，应先了解自己的标准体重。测量标准体重的方法很多，不过最常使用的是 BMI 计算法。首先，先用 BMI 值计算公式算出自己的标准体重。然后计算一天摄取的总热量，计算方法请参考右页。另外，每千克标准体重所需的热量因人而异，请参考右页的 1~4 类计算。

　　例如身高 1.7 m、体重 90 kg 的上班族，首先用 BMI 值计算公式算出理想体重（标准体重）：1.7（m）× 1.7（m）× 22=63.58（kg）。由此可见这个人严重超重。

　　接下来是计算一天摄取的总热量。对照右页，他属于轻体力工作者，所以依公式来计算：1 kg 体重所需的热量为 105~125 kJ，64（kg）× 105=6720（kJ），64（kg）× 125=8000（kJ）。

　　也就是说，他一天的热量摄取要控制在 6720~8000 kJ 的范围内，同时兼顾营养均衡，一定可以降低尿酸值。

预防肥胖要知道的热量计算法

×计算公式÷
−÷−×+

BMI 标准体重（kg）＝身高（m）× 身高（m）×22

一天摄取的总热量（kJ）＝
　　标准体重（kg）× 1 kg 标准体重所需的热量（kJ）

依一天的活动量，将四类人的 1 kg 标准体重所需热量列举如下：

1 极重体力工作者

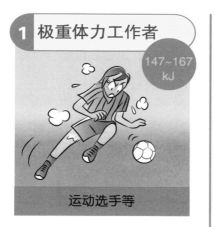

147~167 kJ

运动选手等

2 中等体力工作者

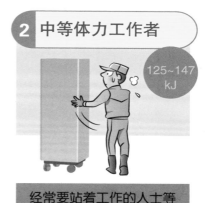

125~147 kJ

经常要站着工作的人士等

3 轻体力工作者

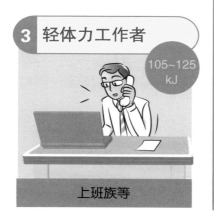

105~125 kJ

上班族等

4 极轻体力工作者

84~105 kJ

常坐不动的人士

减少盐分摄取，预防高血压

实际上，痛风患者中有一半以上都患有高血压。在预防高血压时，需要减少盐分的摄取。痛风或高血压患者，每日摄取盐分的标准在8g以下。

10g食盐大约有1小茶匙。很多人会觉得我每天没摄取这么多盐啊，其实在吃加工食品或在外就餐时，我们吃的盐远超乎我们的想象。请参考右页列出的加工食品的含盐量和饭馆食品的含盐量。

除了要减少盐分的摄取量，也要多摄取含有钾的蔬菜，帮助身体排出多余盐分。蒸煮后也不会降低钾含量的南瓜是最佳蔬菜。减盐调理重点如下，供大家参考。

一是卤东西时少放调味料，可使用柴鱼片、海带等天然食材。

二是油炸食品本身很美味，不蘸调味料也很好吃。

三是用平底锅煎东西时，煎到有点上色后应把油沥干。

四是就算食物本身无味，只要稍微调味就会很好吃。料理时先不要加调味料，在最后盛盘时添加一些即可。

五是即使食物味道很淡，只要用咖喱粉、辣椒、芥末、胡椒等就可以提味，也可使用紫苏叶、生姜、柚子、香草等来增加风味。

食品的含盐量

加工食品的含盐量

加工食品	含盐量
盐烤鳟鱼 1 片（80 g）	约 4.6 g
烤竹轮 1 条（100 g）	约 2.4 g
梅干 1 颗（10 g）	约 2 g
仔鱼（半干燥）1 大匙（10 g）	约 0.6 g
大匙奶油（13 g）	约 0.2 g
奶酪 1 块（20 g）	约 0.6 g
薄切烤火腿 1 片（20 g）	约 0.6 g
土司 1 片（60 g）	约 0.8 g
烤猪肉 1 块（25 g）	约 0.6 g

饭馆食品（1 人份）的含盐量

菜品	含盐量
天妇罗荞麦面、山药荞麦面、月见荞麦面	约 6 g
原味荞麦面	约 3 g
原味拉面	约 4 g
味噌拉面	约 6 g
猪排盖饭	约 4.5 g
炸虾盖饭	约 4 g
握寿司	约 4 g
盐烤青花鱼（不蘸酱油）	约 1.5 g
姜烧猪肉	约 3 g
烫青菜（含酱油 2/3 小匙）	约 0.5 g
冻豆腐（含酱油 2/3 小匙）	约 0.5 g
纳豆（含酱油 1 小匙）	约 1 g

正确摄取含嘌呤的食物

我们每天所吃的食物几乎都含有嘌呤（参考右页），富含嘌呤的食物大多属于高热量、高胆固醇的食物，摄取过多容易造成动脉硬化，注意一定不要摄取过量。

但是，也不用因为是高嘌呤食物就不敢吃，只要不是一次吃很多或每天都吃就不要紧。痛风患者一天可摄取 100 g 以下的蛋白质，合 670 kJ 的热量。

鱼类也含有很高的嘌呤，但同时也含有许多优质蛋白质。最好能在营养均衡的原则下，适当地食用。

菠菜或花椰菜等蔬菜也含有一些嘌呤，但是蔬菜含有丰富的维生素，所以不要太过顾虑其所含的嘌呤，大胆地摄取吧！

不过痛风患者一定要注意，不要吃太多煮了肉类的火锅。嘌呤是水溶性物质，容易溶于水，吃火锅时，白菜、葱等蔬菜都会吸收从肉类中溶解出来的嘌呤。

各类食品的嘌呤含量

富含或少含嘌呤的食品
（每 100 g 食品的嘌呤含量）

嘌呤含量非常高（300 mg **以上**）	鸡肝、沙丁鱼干、鱼卵、柴鱼片、小鱼干、干香菇
嘌呤含量多（200~300 mg）	
嘌呤含量少（50~100 mg）	猪肝、牛肝、鲣鱼、沙丁鱼、大龙虾、竹荚鱼干、青花鱼干
嘌呤含量极少（50 mg **以下**）	

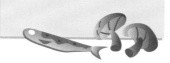

碎牛肉罐头、鱼肉条、鱼板、烤竹轮、炸地瓜、干青鱼子、咸鲑鱼子、香肠、豆腐、牛奶、奶酪、奶油、鸡蛋、玉米、马铃薯、地瓜、卷心菜、西红柿、胡萝卜、白萝卜、白菜、水果、米饭、面包、乌冬面、羊栖菜、海带

鳗鱼、黄瓜鱼（北海道淡水鱼）、猪里脊肉、猪腰肉、牛里脊肉、牛腰肉、牛舌、牛背肉、羊肉、培根、火腿、菠菜、花椰菜

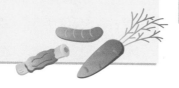

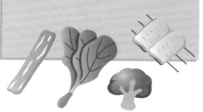

鸡蛋几乎不含嘌呤，但会造成动脉硬化，因此不宜摄取过多。沙丁鱼虽然嘌呤含量很高，但由于其富含预防动脉硬化的物质，所以应该积极摄取，营养均衡才好。

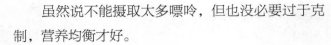

鱼类用水煮方式烹调

虽然说不能摄取太多嘌呤，但也没必要过于克制，营养均衡才好。

一直以来，人们认为含嘌呤的食品会升高尿酸值，所以要求痛风、高尿酸血症患者远离这些食品。但经过尿酸代谢研究得知，人体自行制造的嘌呤比从食物中摄取的还多。所以均衡饮食比限制摄取含嘌呤食品重要得多。另外应控制每天摄入的热量，消除肥胖。

嘌呤是水溶性物质，在料理含有嘌呤的食品时，嘌呤含量会因烹煮方式的不同而不同。鱼肉不论是生食，还是烤、炸后再吃，嘌呤含量几乎一样多，但是用水煮后，嘌呤含量就大不一样了。嘌呤溶于水，所以水煮后可以减少鱼肉当中所含的嘌呤，但前提是不喝汤。如果把汤汁淋在饭上吃，想降低嘌呤摄取量的意愿就会落空。

因此鱼肉煮成汤时，必须注意别喝太多汤。同时不要一次煮太多，千万不能为了避免浪费而把米饭放进去熬成汤饭，对痛风患者来说，这样做很危险。

可以降低食物嘌呤含量的料理方式

减少食品中嘌呤含量的料理方式是：

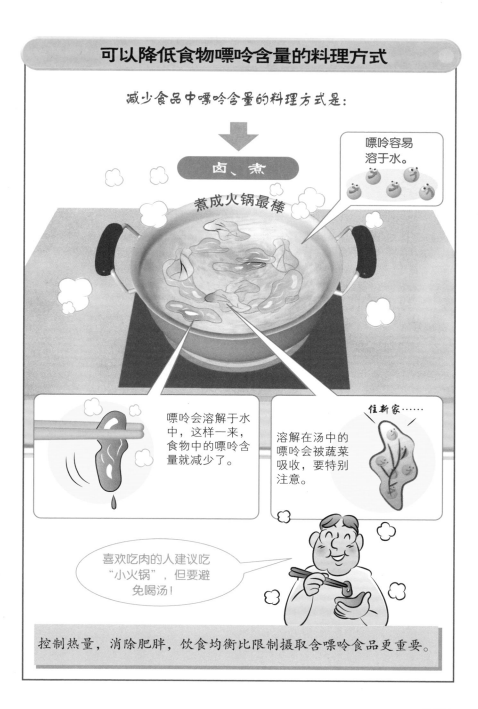

卤、煮

煮成火锅最棒

嘌呤容易溶于水。

嘌呤会溶解于水中，这样一来，食物中的嘌呤含量就减少了。

溶解在汤中的嘌呤会被蔬菜吸收，要特别注意。

住新家……

喜欢吃肉的人建议吃"小火锅"，但要避免喝汤！

控制热量，消除肥胖，饮食均衡比限制摄取含嘌呤食品更重要。

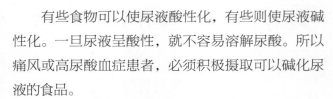

要吃可以碱化尿液的食物

有些食物可以使尿液酸性化，有些则使尿液碱性化。一旦尿液呈酸性，就不容易溶解尿酸。所以痛风或高尿酸血症患者，必须积极摄取可以碱化尿液的食品。

使尿液酸性化的食品主要有红肉类、鱼类、酒类；而使尿液碱性化的食品则有蔬菜、藻类。藻类当中尤其以羊栖菜、海带最佳，蔬菜则以干香菇、大豆、菠菜、牛蒡等较好。

蔬菜、藻类水分含量高，所以有增加尿量、促进尿酸排泄的作用。另外，蔬菜和藻类含有维生素和矿物质，热量低，吃很多也不用担心。不过在做成沙拉生吃时，要注意不能加太多酱汁，以免摄取太多盐分和热量。另外，食物经过煮、炒之后，我们通常会吃更多，所以味道要淡一点，不要放太多的油和调料。

水果也有碱化尿液的功效，不过水果中含有大量果糖，而且果糖容易被身体吸收，吃得太多会增加热量。一个柿子或苹果（约 350 g）就含有 670 kJ 热量。吃水果时，应选择草莓、猕猴桃、西瓜等低热量的水果。

碱化尿液与酸化尿液的食品

酸性尿液不易溶解尿酸。

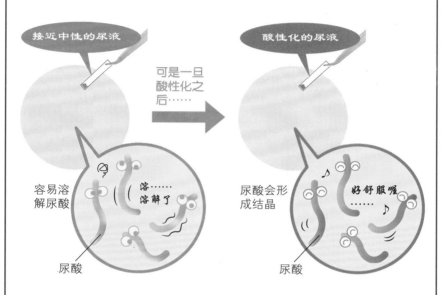

让尿液碱性化的食品	碱度 / 酸度	让尿液酸性化的食品
羊栖菜、海带 干香菇、大豆 菠菜、牛蒡 地瓜、胡萝卜 香蕉、芋头 卷心菜、哈密瓜 白萝卜、芜菁 马铃薯、葡萄柚 芦笋	高 ↕ 低	鸡蛋、猪肉、青花鱼 牛肉、蛤蜊、花蛤 鸡肉、鲣鱼、海扇 精制白米、黄唇鱼、鲔鱼 秋刀鱼、竹荚鱼、梭子鱼 沙丁鱼、鲽鱼 海鳗、草虾

尿酸易溶解于接近中性的尿液中。
应积极摄取让尿液碱性化的食品，预防肾功能障碍与尿路结石。

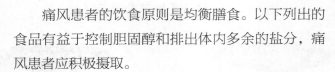

对治疗痛风有益的食品

痛风患者的饮食原则是均衡膳食。以下列出的食品有益于控制胆固醇和排出体内多余的盐分，痛风患者应积极摄取。

❶ 大豆、豆制品——富含优质蛋白质的低热量食品

有人说大豆是大地之肉，富含优质蛋白质，但和肉类等动物性食品不同的是，大豆的热量很低，不用担心会摄取过多脂肪。而且大豆含有能降低总胆固醇的大豆卵磷脂和可以降低血脂的大豆皂苷等，可以改善肥胖。同时，大豆含有可降低血胆固醇的亚麻油酸、可以消除疲劳的 B 族维生素、抗氧化的维生素 E，以及丰富的铁质、钙质、膳食纤维等。豆腐、纳豆、油豆腐、豆腐渣、豆浆等大豆制品都含有相同的营养成分，请每天都吃一顿大豆大餐吧!

❷ 牛奶——可以每天喝一杯的低嘌呤食品

牛奶含有丰富的优质蛋白质和容易吸收的钙质。最好能每天喝一杯（200 mL）。牛奶分为全脂牛奶、低脂牛奶和脱脂牛奶，低脂和脱脂牛奶脂肪含量低，但其他营养成分与全脂牛奶的相同，可以说是痛风、高尿酸血症患者的最佳食品。摄取优质蛋白质请选择牛奶。

痛风患者应该积极摄取的食品（一）

大豆、豆制品 **大豆含 30% 的蛋白质**

大豆富含优质蛋白质。大豆含有降低总胆固醇的大豆卵磷脂和能够降低血脂的大豆皂苷，可以改善肥胖。

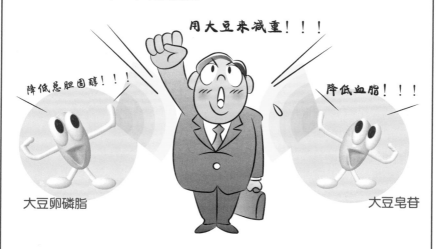

降低总胆固醇！！！

用大豆来减重！！！

降低血脂！！！

大豆卵磷脂

大豆皂苷

牛奶 **含有丰富的优质蛋白质与容易吸收的钙质**

每天都要喝一杯牛奶，低脂牛奶除了脂肪含量少之外，其他成分都与全脂牛奶的相同，可以说是痛风、高尿酸血症患者的最佳食品。

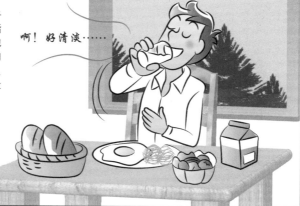

啊！好清淡……

3 鸡蛋——含有优质蛋白质的"完整食品"

鸡蛋被称为"完整食品"，它不仅是优质蛋白质的来源，而且含有人体所需的全部营养素。鸡蛋的蛋白质与植物性食品相结合后，可以提高植物性食品的蛋白质质量。很多人因为鸡蛋含有胆固醇，对其敬而远之，但蛋黄含有降低胆固醇的卵磷脂，所以除非医生限制，请每天吃一个鸡蛋。

4 薯类——协助排出体内盐分，改善便秘

地瓜和马铃薯都含有丰富的钾，可以帮助排出体内多余的盐分，降低血压，预防脑卒中。另外，薯类含有丰富的食物纤维，除了可帮助排便外，还有降低胆固醇的作用。但是肾功能低下的人要限制钾的摄取量，所以在食用之前请咨询医生。

5 海带——富含钾的低热量食品

海带是低热量食品，适合减重的人食用。海带的黏滑成分甘露醇具有降低血压，代谢胆固醇的作用，可以有效预防高血压和动脉硬化。此外，海带还含有丰富的钾、铁、钙、碘等营养成分。

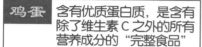

痛风患者应该积极摄取的食品（二）

鸡蛋
含有优质蛋白质，是含有除了维生素 C 之外的所有营养成分的"完整食品"

经常食用鸡蛋和羊栖菜、海带等碱性度高的藻类食品，可防止尿液酸性化。

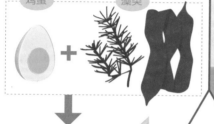

鸡蛋　　＋　　藻类

防止尿液酸性化

碱性

薯类
富含钾，可降低血压与胆固醇

这类食品的食物纤维很多，可帮助排便。

WC

轻松"解放"……

海带

适合减重的低热量食品

海带所含的甘露醇具有降低血压的效果，属于低热量食品，可以每天食用。

甘露醇的效果棒！！！

降低血压

低热量

❻ 白萝卜——富含钾，可降低血压

白萝卜含有丰富的钾，具有帮助排出体内多余盐分的作用，也有降低血压的效果。日式料理——味噌汤、腌渍小菜、烤鱼等虽然热量很低，但盐分太高。在烤鱼上放白萝卜泥一起食用可以帮助排出体内多余的盐分。白萝卜不但可以磨成泥，作为味噌汤的汤料，还可以做成卤白萝卜、沙拉等，是一种可以被广泛运用的食材。而且萝卜皮含有丰富的维生素C，请不要丢弃。

❼ 西红柿——维生素含量丰富，可预防动脉硬化

有句谚语说："西红柿红了，医生的脸就绿了。"西红柿富含维生素、矿物质、食物纤维，当中的维生素 B_6 可促进蛋白质和脂肪的消化，预防动脉硬化。痛风患者想要避免缺血性心脏病和脑血管功能恶化，更应该多吃西红柿。另外，西红柿当中的食物纤维——果胶，可以降低体内胆固醇。如果在外就餐蔬菜摄取量不足时，可以喝一杯西红柿汁，不过要选择不添加食盐的西红柿汁。

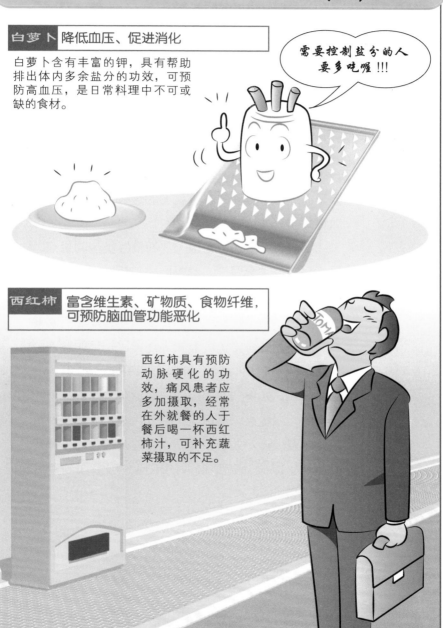

白萝卜 | 降低血压、促进消化

白萝卜含有丰富的钾，具有帮助排出体内多余盐分的功效，可预防高血压，是日常料理中不可或缺的食材。

需要控制盐分的人要多吃喔！！！

西红柿 | 富含维生素、矿物质、食物纤维，可预防脑血管功能恶化

西红柿具有预防动脉硬化的功效，痛风患者应多加摄取，经常在外就餐的人于餐后喝一杯西红柿汁，可补充蔬菜摄取的不足。

在外就餐的注意事项

大部分患有痛风、高尿酸血症的男性，年龄大多在"工作高峰期"的 40~50 岁，很多这个年纪的人经常为减重而苦恼，也有很多人常烦恼工作在外要吃什么才好。

餐馆所考量的主要是美味与否，因此油、盐、糖总是用得比较多，这样很容易使人吃下很多高热量、高盐分的食物，而蔬菜却摄取不足。痛风、高尿酸血症患者要弥补在外就餐的这些不足，该怎么做呢？

第一，不要选"盖饭""面食"类型的餐点，最好是选择"套餐"，套餐比"盖饭""面食"多一些配菜，营养较均衡。但是不推荐汉堡套餐、天妇罗套餐、猪排套餐或拉面配饺子。选择套餐时要挑选烤鱼套餐、生鱼片套餐等热量比较低的餐点。另外，不管选什么餐点，都要从"减少饭量"开始。

第二，如果选"盖饭""面食"，就选蔬菜比较多的，或多点一道蔬菜。另外，吃"盖饭"时可以让老板少添一些饭。餐后饮品建议选西红柿汁或果蔬汁，以弥补蔬菜摄取的不足，尽量做到营养均衡。

饭馆主要餐点所含的热量

在饭馆吃饭时，请尽量选择营养均衡的"套餐"而不是"盖饭"，以烤鱼套餐、生鱼片套餐等低热量餐点为主，餐后请用西红柿汁或果蔬汁代替咖啡，补充蔬菜摄取的不足。

▼饭馆主要餐点所含的热量如下：

● 秋刀鱼套餐	2721 kJ	● 炸虾套餐	2512 kJ
● 生鱼片套餐	2512 kJ	● 牛肉套餐	2721 kJ
● 糖醋里脊套餐	3349 kJ	● 酱油拉面	2093 kJ
● 天妇罗套餐	3474 kJ	● 竹篓荞麦面	1172 kJ
● 握寿司套餐	1842 kJ	● 咖喱饭	2930 kJ
● 猪排套餐	3767 kJ	● 意大利肉酱面	2721 kJ

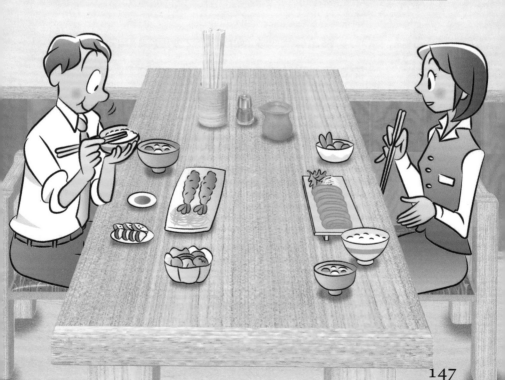

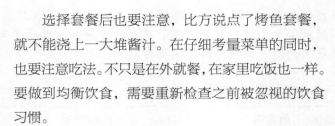

在外就餐的饮食原则

　　选择套餐后也要注意，比方说点了烤鱼套餐，就不能浇上一大堆酱汁。在仔细考量菜单的同时，也要注意吃法。不只是在外就餐，在家里吃饭也一样。要做到均衡饮食，需要重新检查之前被忽视的饮食习惯。

　　你吃油炸食品时，会不会因为味道较淡就加一大堆酱汁？是不是常加调味料？是不是留下西洋芹、紫苏叶不吃？你会不会觉得没吃完很失礼？

　　为了控制热量的摄取，一定要养成吃蔬菜的习惯。这也是防止主食吃得太多的有效方式。准备很多蔬菜料理，如浇上少量酱汁的沙拉、蔬菜浓汤等，然后从这些蔬菜料理开始吃。

　　餐点分量很多的时候，不要觉得没吃完不好意思，要有勇气剩下来并打包带走。特别是吃油炸料理时，如面衣等油腻的部分，只吃一半就好。

　　另外，为了不让自己摄取过多盐分，不要把味噌汤或面汤全部喝光；使用酱油或酱汁时，不要直接淋在料理上，用小碟子盛装再蘸着吃比较好。

在外就餐要多用点心思

在考虑吃什么的同时，
也要注意怎样才能吃得健康又美味。

1 使用酱汁时，不要直接淋在料理上，用小碟子盛装后再蘸着吃。

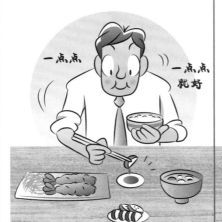

2 搭配生鱼片与主食的西洋芹或紫苏叶等配菜也要吃。

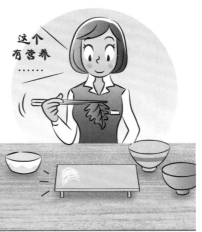

3 先从蔬菜开始吃。

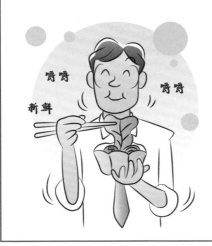

4 吃油炸的料理，留下一半的面衣。

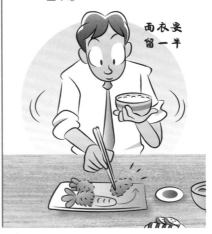

养成运动的习惯，有助于降低尿酸值

了解运动与日常活动所消耗的热量

要降低尿酸值，一定要做适当的运动。运动可以提高胰岛素的活性；降低血液中的甘油三酯，同时提高心肺功能，让血液循环顺畅，具有预防血压上升的效果。但是减少0.5 kg的脂肪通常要消耗30 138 kJ的热量。体重65 kg的30多岁男性，一天的基础代谢量约为6069 kJ，因此大家应该知道减少脂肪有多么不容易。

运动消耗的热量并不多，例如要用走路来消耗一顿饭的热量，至少要走20~30分钟。但是人每天都在活动，运动以外的工作、劳动也会消耗热量。想要消耗热量，就一定要让身体活动起来。每天用爬楼梯代替乘电梯等，长期下来绝对有成效。

右页的表格列有各种活动持续10分钟后的热量消耗标准。只要把各种活动消耗的热量合计起来就可以计算出一天消耗的热量。

知道日常生活的热量消耗量后，再了解一下自己必须减少的热量，就很容易设定运动时要消耗的热量。

连续活动10分钟消耗的热量一览表

单位: kJ

活动类型		不同体重消耗的热量		
		56 kg	84 kg	112 kg
日常活动	睡眠	42	59	84
	静坐	42	59	75
	站立	50	67	100
	下楼梯	234	326	465
	上楼梯	611	846	1206
	步行	121	167	243
	快走	217	301	427
	慢跑	377	523	745
	跑步	494	686	971
	快跑	686	954	1365
	慢速骑车	176	243	347
	快速骑车	373	519	745
	擦地板	117	222	314
	擦窗	147	201	289
	扫地	92	130	184
作业、劳动	站立的轻劳动	84	117	167
	零件组装	147	117	167
	汽车修理	134	201	289
	农作	121	184	268
	粉刷油漆	234	167	243
休闲活动	羽毛球	180	272	393
	排球	180	272	393
	篮球	243	343	490
	保龄球	234	326	465
	足球	289	402	573
	高尔夫球	138	201	285
	桌球	314	435	603
	高山滑雪	134	188	268
	游泳（自由式）	167	234	335
	网球	234	335	481

养成每天做轻量运动的习惯

运动可分为有氧运动和无氧运动两种。有氧运动有健走、游泳等，都是大量吸取氧气并且可以消耗脂肪的运动。要花较长时间持续进行的运动，大多是有氧运动。而无氧运动则是短距离跑步，或是举重等需要瞬间爆发力的运动。

对痛风、高尿酸血症患者来说，做有氧运动比无氧运动好。举重之类的运动，会使用到全身大部分的肌肉，无氧代谢会产生大量的乳酸，造成乳酸堆积，影响尿酸排泄，导致尿酸值增高。原本是为了降低尿酸值才运动，最后却使尿酸值变得更高，真的是得不偿失。

进行健走等有氧运动时，不要太激烈。很多人觉得"要提高效果就要提升运动的强度"，最后由于运动强度太大，出现小腿抽筋、浑身酸痛等不良后果。运动时要注意，若在有氧运动中加入无氧运动，会造成尿酸值升高。

痛风患者的个性往往比较急躁，凡事都喜欢以"急""赶"为先，建议先从每天30分钟的快走开始（比平常稍快的速度）。通常走20分钟左右就会开始消耗脂肪，走完30分钟后就会见效。但要记住，必须每天坚持走才能有效。无论选择什么运动，关键是自己要喜欢，能够每天开心地去运动。

要选择有氧运动而不是无氧运动

短跑等无氧运动会对痛风造成负面影响。

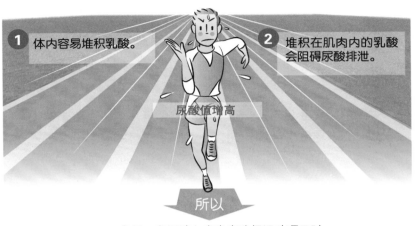

1 体内容易堆积乳酸。

2 堆积在肌肉内的乳酸会阻碍尿酸排泄。

尿酸值增高

所以

痛风、高尿酸血症患者选择运动项目时，
选健走等有氧运动比较好。

提高运动效果的方式

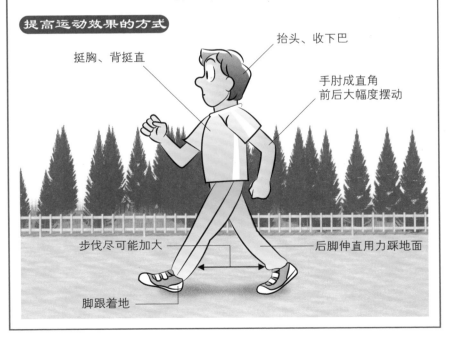

挺胸、背挺直

抬头、收下巴

手肘成直角
前后大幅度摆动

步伐尽可能加大

后脚伸直用力踩地面

脚跟着地

解决运动不足的方式

虽然健走是一种轻松的运动，但很多上班族一天到晚被工作追着跑，根本没时间也没心情去运动。在这里我们为这些忙碌的人提供一个运动处方笺。处方要点是在日常生活中，养成把各项活动转变成运动的习惯。首先建议大家"不乘电梯，改走楼梯"。也许有人会觉得"这没什么意义啊"，请不要小看这些单纯的运动，效果出乎意料的好。所以心里要有"顺便运动"的想法。例如乘坐地铁或公交车拉吊环时，可以踮脚尖站立、用力抓住吊环，或者把吊环用力拉向自己；过马路等红绿灯时，可试着做脚后跟上下运动；在办公室中走动时，可采用收腹的方式走路；在办公室空闲时，可试着并拢膝盖，把双脚抬起来，也可以只用手臂的力量按住椅子的扶手，让臀部离开椅子。只要用心，随时随地都可以运动。因为人都有惰性，刚开始可能会觉得很麻烦，不过只要坚持一个星期就习惯了。

用 "顺便运动" 来解决运动不足的问题

不乘电梯走楼梯

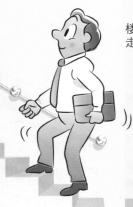

楼层少时，尽可能走楼梯。

腹肌用力，收腹走路

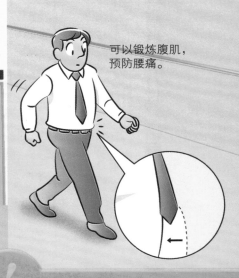

可以锻炼腹肌，预防腰痛。

等红绿灯时，让脚后跟上下运动

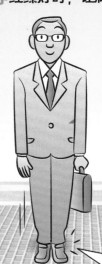

可以锻炼跟腱。

只要用心，随时随地都可以运动，重要的是要坚持。

手肘用力，抬起臀部

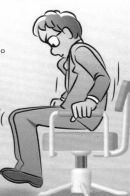

锻炼腹肌和手腕肌肉的运动。

有效解除压力的方式

觉得有压力时，让身心好好休息一下

科学研究中关于压力与尿酸值的关系，目前还没有清楚的解释。但是，压力大的人尿酸值也容易升高。一般来说，人在感觉到有压力时，交感神经会变得活跃，使机体消耗大量能量，同时代谢速度加快，从而促进尿酸形成。

我们生活在现代社会里，不管喜不喜欢，无论身在何处，都没办法和压力绝缘。特别是容易罹患痛风的 40~50 岁的男性，大多担负重任，因此更容易比别人感受到压力。

压力累积到一定程度之后身体会发出信号，千万不可忽视这些信号，尤其是在睡了一晚之后还消除不了紧张、忧郁的心情时更要注意，这是身体在向你传达"不要太勉强"的信号。

当身体发出"我累了"的信号时，先让自己休息一下，而且不可以是"虚假"的休息，必须是身心可以完全放松的彻底休息。虽然是休息，但光睡一整天也是无法解除压力的。这是因为身体虽然得到休息，可是精神却没有得到休息。在身体休息的同时，也需要改变心情的"心灵休息"。

轻松的压力解除法

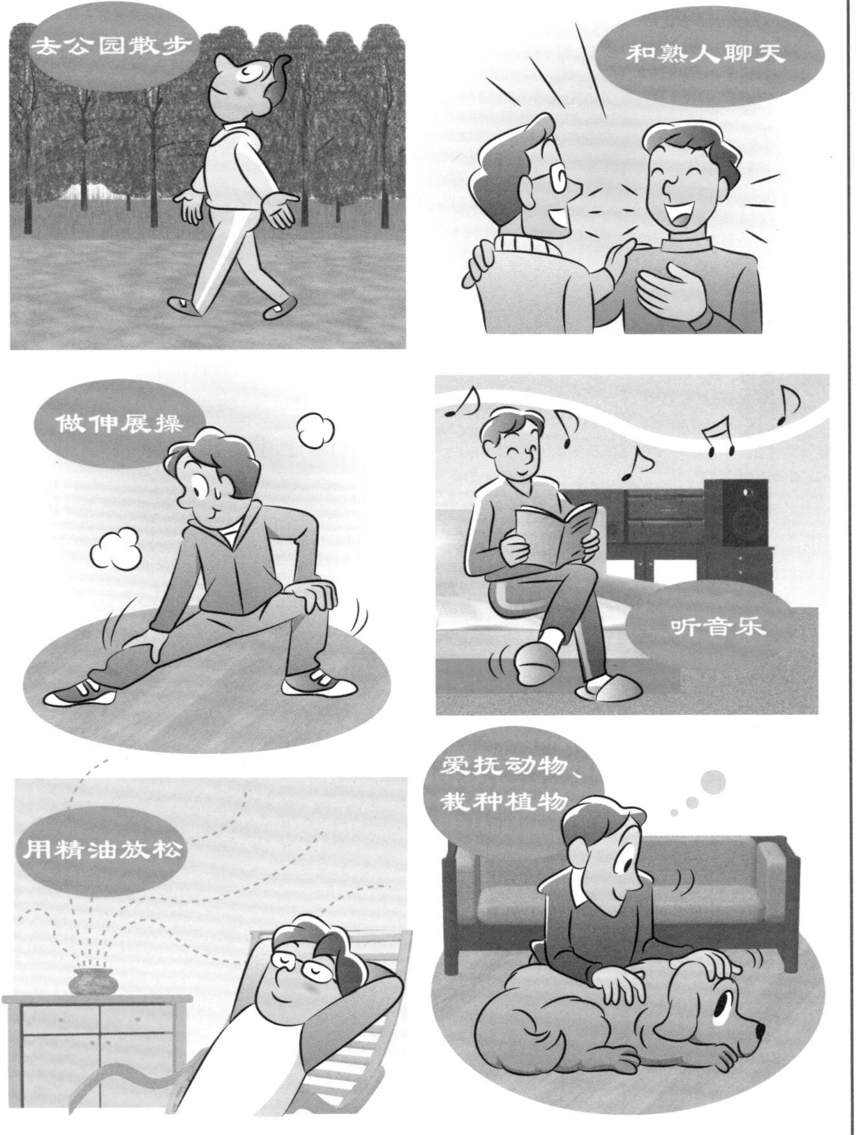

去公园散步

和熟人聊天

做伸展操

听音乐

用精油放松

爱抚动物、栽种植物

找到适合自己的压力解除方式。

稍微花点心思就可以解除压力

解除压力的方式很多，但一般来说主要是指无关工作的游玩，或是沉浸在兴趣与运动当中的方式。

喜欢爬山的人周末时可以一个人到附近的山上走走。走在山间小路上，周身被树林的翠绿所包围，呼吸着湿润的山中空气，听着鸟叫声，可以让身心都跟着放松。因此，在很郁闷的精神状态下出门时，只要接触山上的环境，就会觉得很放松。这是典型的压力解除法。

除了个人兴趣或运动之外，还有其他的压力解除法。重要的是，只要自己身心能够放松就可以了。最简单的就是聊天、散步。和熟人天南地北地聊天，或是到附近的公园或商业街走走，也可以改善心情。先从自己可以轻松做到的事情开始，平常只要多注意就可以解除压力。接触动物、养植物、做做体操等都可以释放压力。不管怎么说，一定要选一件可以让自己心情真正得到放松的事情来做。

可能有人会说："工作多得跟山一样高，根本没空休息。"不过请好好想想，累积过多压力，导致在重要的时刻痛风发作，必须跟公司请假，和好好地调整压力，在该休息的时候休息，哪一种更好？你应该很清楚该选哪一个！

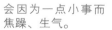控制压力——处于高压状态时会发生的情况

压力呈现的方式因人而异，
以下是常见的症状：

会因为一点小事而
焦躁、生气。

呵呵呵
フフフ

フフフ
呵呵呵

很难集中注意力。

很容易忧郁、悲伤。

没有食欲或是食欲
大增。

紧张、不安。

做任何事都嫌麻烦。

**精神层面
的变化**

娱乐、休闲都
觉得无趣。

**行动层面
的变化**

**身体上的
变化**

肩、腰、背等
感到疼痛。

吸烟量或饮酒量
增加。

工作（或做家务）
效率变差。

睡了一晚，到了第
二天还是觉得累，
或容易感到疲劳。

感觉头痛或
头脑不清醒。

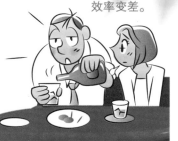

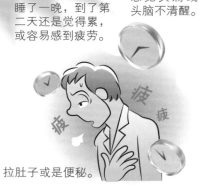

疲

疲

疲

以前感兴趣的电视节目或报纸、
杂志都不想看了。

拉肚子或是便秘。

※也有可能是身体上的疾病，
建议去医院检查一下。

159

海外旅行时的注意事项

海外旅行时最应该注意的是飞机上的活动。若是短途飞行，不用考虑如何活动身体的问题；但如果是必须在飞机内睡觉的长时间飞行，健康的人也容易出现身体方面的问题。尤其是长时间坐在经济舱狭窄的椅子上，会造成血液循环不畅，导致血液凝滞，有人会因血栓堵塞，出现经济舱综合征、肺梗死现象。在条件允许的情况下，在机舱内走动，做做伸展操，促进足部血液循环，避免发生不必要的悲剧。

痛风、高尿酸血症患者尤其要注意飞机上的饮食。坐在飞机里几乎没有运动，所以消耗不了多少热量，最好能吃低热量的特别餐点。部分航空公司备有低碳水化合物、少脂肪、高纤维的低胆固醇食品，或提供低热量餐点服务，只要在购买机票时一并预订就可以了。

吃药方式请依当地时间来服用，如果是早餐之后服用的药，可以在当地吃完早餐之后再服用。你可以在飞机内调整时差。为了以防万一，请让医生多开一些药，分开放在行李箱和随身包里。

另外，在旅游时也许会痛风发作，或是发生其他意外，如行李丢失、受伤，所以最好能提前购买海外旅游保险。

旅行时的注意事项

痛风、高尿酸血症患者海外旅行时的注意事项：

① 饮食注意事项

飞机餐

不要吃一般的飞机餐，可预订低热量或低胆固醇的特别餐。

当地饮食

要选择均衡的膳食。

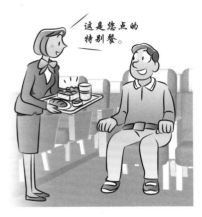

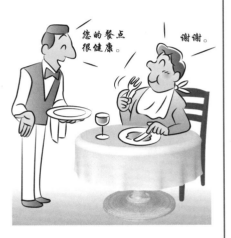

② 服药注意事项

药量

先跟负责的医生多要一点药。

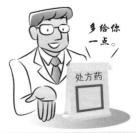

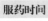

携带方式

为了以防万一，将药分开放在行李箱和随身包里。

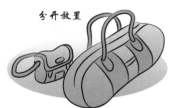

服药时间

依当地时间服用。

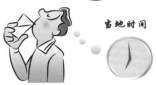

千万不能认为"就一段时间的旅行而已"，
就暂时放弃应遵守的饮食原则。

有效处理痛风的方式

健康的生活习惯，可以控制尿酸值

痛风是生活习惯病当中比较容易治疗的。治疗痛风的要点是终生控制尿酸值，预防发作与并发症。只要能够控制尿酸值，就可以过和一般健康人一样的生活。

前面说过，要控制尿酸值在正常范围内，必须遵照医生指示进行药物治疗，以及管理好自己的生活。还有一个要记住的原则，就是"养成健康的生活习惯"。

最后，我们列出改善与预防痛风的理想生活状态作为参考。虽然看起来都是理所当然的事，但大家仍要检查目前的生活习惯，不好的改之，无则加勉。

❶ 假日也要在固定时间起床

想要过健康规律的生活，在早上的固定时间起床很重要。虽说如此，还是有人为了消除一整个星期的疲劳，睡到很晚才起床。但是，为了不破坏生活步调，假日时还是应该在固定时间起床，可以安排一次晨间散步等。

❷ 养成吃早餐的习惯

"好好吃早餐"是规律生活的必要条件，也有助于消除肥胖，所以要养成早起好好吃早餐的习惯。

③ 平衡工作与生活

不要时不时地加班。为了有效率地工作和保持身体健康，要记得平衡工作与生活的时间。

④ 利用午休时间与工作空档活动一下

午休时间好好休息也很重要。另外，可利用工作空档做做伸展操等，养成每天活动身体的习惯。

⑤ 避免在外就餐

如果过于重视工作，就没办法过健康的生活。想要均衡膳食，就要尽量避免在外就餐，养成在家吃饭的习惯。

⑥ 养成熟睡的习惯

质量好的睡眠很重要。就寝前听喜欢的音乐，放松后再睡，有助于进入深度睡眠。另外，泡澡的水温如果太高，人反而会更精神，所以泡得全身微微出汗就好。一定要睡足 7 小时。